自疗还是治疗？

高猛　周春芬 —— 著

抑郁症就医、陪护指南

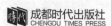
成都时代出版社
CHENGDU TIMES PRESS

治疗？

代序一

没有心理健康就谈不上身体的全面健康。据统计，我国成年人精神障碍终生患病率为 16.6%，排在第一位、第二位的分别为焦虑障碍、心境障碍；《中国国民心理健康发展报告（2019–2020）》显示我国 24.6% 的青少年抑郁，其中重度抑郁的比例为 7.4%。然而社会偏见、歧视仍广泛存在，讳疾忌医者多，科学就医者少。

健康的第一责任人是自己，心理健康的第一责任人也是自己。"人民日益增长的美好生活需要和不平衡不充分的发展之间的矛盾"已成为我国社会的主要矛盾。各种各样的精神心理学教材、专著，精神障碍防治指南及有限的精神心理卫生服务资源难以满足广大人民的需求，只有加强精神心理健康知识的科普，帮助人们了解常见精神心理行为问题的特征与处理常识，才使人们能更好地成为自己心理健康的责任人。

对心理健康的科普势在必行。党的十九大提出要"加强社会心理服务体系建设，培育自尊自信、理性平和、积极向上的社会心态"，2018 年 11 月国家卫生健康委、中央政法委、中宣部等 10 部门联合印发了《全国社会心理服务体系建设试点工作方案》，提出要加强全民健康意识，健全心理健康科普宣传网络，显著提高城市、农村普通人群心理健康核心知识知晓率。《中国公民健康素养 66 条》《"健康中国 2030"规划纲要》《关于加强心理健康服务的指导意见》《健康中国行动（2019–2030 年）》等都强调健康优先，要把健康摆在优先发展的战略地位，迅速普及健康理念、健康生活方式就成了重要手段。

　　作为一名工作了二十多年的资深精神心理专业医师，笔者深知宣传精神心理卫生知识的重要性；作为四川大学华西医院心理卫生中心的支部书记兼副主任，以及四川省预防医学会行为与健康分会主任委员，更感责任重大。为贯彻落实党的十九大精神，以习近平新时代中国特色社会主义思想为指导，本着科普性、实用性、启发性的原则，以案为例、或专家点评、或患者口述等多种形式，意在全社会弘扬精神心理科学精神、传播精神心理科学思想、普及精神心理科学知识、倡导精神心理健康科学方法，推动"全疾病周期"的预防治疗康复理念向"全生命周期"的预防治疗康复理念转变，建立"家庭—学校 / 单位 / 社区—医院"的全方位、全社会关注体系，突出家人、个体的主体意识，坚持预防为主，传播精神心理行为问题"早发现、早诊断、早治疗、早康复"的"四早"理念。为此，四川大学华西医院心理卫生中心、四川省预防医学会行为与健康分会联手成都时代出版社打造《萤火虫心理健康科普丛书》，希望能为加快实施"健康中国"战略，促进公民身心健康，维护社会和谐稳定尽自己的一分力量。

邱昌建

2021 年 8 月 26 日

代序二

之前接到高猛老师的电话，希望我为他的新书《自疗还是治疗——抑郁症就医、陪护指南》写序。当时我只看了书名，就感觉这是一个崭新的视角。

抑郁症患病率高，其中2/3的患者有过自杀的念头，抑郁症占"总伤残损失健康生命年"的7.5%。抑郁症的临床表现复杂多样，除情绪低落、自我评价低、思维迟缓、睡眠不好等主要表现以外，还有很多患者是以头痛头晕、胃肠不适、心脏功能紊乱、免疫或内分泌问题、全身疼痛或者妇科问题等等为原因，就医于其他临床科室，以致延误诊断，不必要地消耗了患者身体和社会医疗资源。患者本身也因延误诊治而遭受更大的痛苦。有数据显示，抑郁症患者从未就医率高达62.9%。

高猛老师的这本科普读物，立意让患者认识自己的抑郁表现，并且指导他们如何选择诊疗路径和方式，这对于患者来说尤为重要。也是用心良苦，救人于水火之中。

从情绪问题发展到抑郁症是一个不断加重的连续过程。早期情绪变化轻微或者抑郁轻症时，自我调节使情绪恢复常态，这是有很大益处的，并且可以自愈。但经过自己的努力，几周都不能有好转，寻求专业的指导就可以起到事半功倍的效果。如果情绪问题已经影响自己的学习、工作和人际关系，就必须尽快寻求专业医疗帮助。

快乐地面对人生、展示自己的能力、活得有价值和意义，是我们共同的目标。生活中有不足，遇见一些坡坎，可看作调味剂，增加生活的滋味。让我们共同携手，积极地面对生活中的一切，迈向美好的未来！

张 伟

2021 年 11 月 6 日

代序三

我在高校工作三十多年，特别是当自己也成为大学生的家长后，更能理解当孩子们远离父母到异地求学时，家长们的牵肠挂肚；当孩子们遇到困难时，家长们的鞭长莫及；当孩子们心理出现问题时，家长们的无助无望。

这本书并不是专门写给家长看的，这是一本写给遇到抑郁障碍或是正经历抑郁困扰的患者及家属的，旨在引导他们如何正确看待这种障碍与困扰，如何进行求助。

本书其中的一位作者是我们学校心理健康教育中心的青年老师，在近几年与学生、家长的沟通中，发现因他们对心理卫生与精神卫生方面的知识的缺乏，学生常常会延误治疗，家长也会阻止治疗，结果造成了学生从本是"过客"的心理困扰，发展成为"常客"的精神疾病发作。

正是怀着帮助学生，帮助家长，助力平安，努力构建幸福家庭的情怀，作者利用工作之余，查阅资料，勤奋写作，成就了摆在读者面前的这本内容科学，指导性、操作性强，写作风格亲切朴实的科普读物。

这本书有许多令人醍醐灌顶的细节，比如，我常常在讲课中说心理的世界是主观的，主观的世界是可以调整与改变的，书中提到抑郁症是由生物因素、心理因素和社会环境等因素共同作用的结果，并不是仅仅依靠患者主观努力就可以走出来的。类似的引人思考的地方还比较多，读完后，我相信每个人会更温柔地对待这些处在困境中的人，处在困境中的人也会更有信心走出困境。

李 媛

2021 年 12 月 15 日

自 序

　　这不是一本教你在患上抑郁症后自助的书，这是一本教你如何求助的书。可能你会奇怪，求助就医不是很简单吗？得了抑郁症就去看医生，怎么还需要一本教人求助的书？

　　我现在是一所高校心理健康教育中心的心理老师，同时我也在一家精神医学中心上心理咨询门诊。在这之前我曾是一名精神科护士，在精神科病房工作数年后我又回到学校读了精神病与精神卫生学的硕士研究生。在多年的学习和工作中，我遇到了很多抑郁症患者，他们大多数病情严重，有的患者只是站在他面前就能感受到深深的抑郁；有的患者有着很高的自杀风险，他们很多人在入院前曾自杀未遂。在高校心理健康教育中心工作时接待的学生中也有一部分患了抑郁症，他们有着各种各样的苦恼，学习的、两性关系的、家庭的，等等。在高校工作中我发现一个问题，有相当一部分有明显抑郁的人拒绝接受专业治疗。他们有着明显的抑郁症状，也清楚地意识到自己的心理状况不对劲，他们更愿意尝试自己调整（阅读自助书籍、改变观念、调整生活规律，等等），或者向亲属朋友倾诉、寻求安慰。有很多人即使去看过精神科医生后被诊断出了抑郁症，仍然拒绝抗抑郁药物治疗。这和中国精神卫生调查（CMHS）中对抑郁症治疗情况的调查结果一致，该调查显示只有 9.5% 的抑郁症患者接受了治疗，而接受了充分治疗的患者只有 0.5%（在该调查中充分治疗的定义是遵医嘱使用抗抑郁药或心境稳定剂治疗 ≥ 30 天且 ≥ 4 次，或在精神卫生医疗机构接受 ≥ 8 次心理治疗）。

　　自助有时候确实能让患者感觉好一点，但实际上患者的痛苦会持续几个月到一年、两年，甚至更久。自助不能消除抑郁症状，患者仍需要忍受持久而严重的痛苦，甚至导致无法维持正常的生活、工作、学习（生活无法自理、失业、失学，等等）。抑郁症极易复发，即使患者挺过了第一次发作，也不能掉以轻心，因为在多次复发后患者将不得不长期面对抑郁的痛苦。此外，抑郁症患者还面临着一种十分危险的情况：无法忍受抑郁痛苦的煎熬而选择自杀——很多患者没有坚持到自愈。

　　患者没有必要让自己深陷于痛苦绝望和可能自杀的境地中。以药物治疗为例，患者服药后一般两周到一个月就会有明显效果。药物所起的作用是消除患者当前的症状，使患者从抑郁的痛苦中脱离出来，这样患者才有能力社交、生活、学习和工作，才有力量进一步调整和改变自己。这正是抑郁症的治疗目标：既要消除当前症状，又要促进其社会功能恢复，还要预防以后复发。患者完全有机会能像其他健康的人一样做自己想做的事情，实现自己的目标和梦想，过上健康幸福的生活。因为通过正确就医，配合积极治疗，抑郁症就像发烧感冒一样，是可以痊愈的。

　　对于不愿意寻求专业帮助的人，我的做法主要是健康教育。很多患者对抑郁症不够了解，而且缺乏求助信息。比如他们或者认为抑郁症是心理问题，只需要看心理咨询师而没必要看精神科医生，或者认为自己的情况还没有严重到需要看医生，或者认为药物会损害大脑而排斥服药。健康教育是有用的，很多人了解抑郁症的相关知识后遵从建议去了医院。随着接触了越来越多不想看医生的人，我对他们也有了更多的了解。患者的抑郁症状其实也会妨碍他积极求助。最明显的一点就是患者的无望感，他们认为没有人能帮助自己，吃药也治不好，所以他们不想去看医生，并排斥治疗。患者常常缺乏做事情的动力，使其出门到医院就是一件很麻烦的事情，他们希望自己接受治疗，但会因为缺乏出门的动力而不去医院。

　　由于对抑郁症缺乏知识储备或者存在误解，患者的家属、亲戚、朋友也会成为阻碍患者获得专业帮助的因素。他们将抑郁症的一些表现误认为是患者的性格、品行等问题，反对看医生（也反对心理治疗和心理咨询），而试图用引导教育、转移注意力的方法纠正患者；或者承认患者的问题严重性，但害怕药物会上瘾，一旦患者病情有改善的迹象就反对继续吃药。我不止一次遇到这种情况：我努力地劝说来访者去看医生，但下次来访者告诉我他没有去，因为他的爸爸/妈妈/朋友/同学告诉他并不严重，精神病院都是疯子才去的，吃药就上瘾了，诸如此类，所以他决定不去医院。还有一些家属承认患者得了抑郁症，但仍然将患者的认知思维看作与健康人相同，因而当患者表达不想看医生时，他们会尊重他的意见。家属也很无奈，这样造成了一个很无助的局面：患者病情不断加重，甚至面临极高的自杀风险，亟须治疗，但就是去不了医院。

为此，我们心理中心购买了一批抑郁症科普书，方便学生和家长借阅（有时候也会送给他们）。我们希望他们能在了解抑郁症相关知识后积极寻求专业帮助。不过我在阅读这些书后发现有两个不足之处，一个是大多数为自助书籍，缺乏指导患者如何求助专业人员的内容；第二个是大多为翻译作品，而国外精神健康领域的政策法规、人才培养、医疗制度、文化背景等等和我国有着巨大的差异，如果患者照此去寻找专业服务必然会严重受挫，从而对专业帮助失去信心。所以我决定写这样一本书：介绍抑郁症的基本知识以及在国内背景下如何寻求专业的帮助。

这本书是我和周春芬女士合著，她是一名有着丰富经验的精神科护士。基于我们的专业和训练背景，本书的基本观点是：抑郁症是一种精神障碍，是大脑的疾病；抑郁症既有病理心理基础，也有病理生理基础；抑郁症首先属于医学（精神病学）范畴，其次属于心理学范畴；抑郁症应当首先接受精神科治疗，其次接受心理治疗，康复后可以接受心理咨询；抑郁症患者应当在专业帮助的基础之上再积极自助。这些基本观点贯穿全书，所有内容都是基于它们写出来的。

本书的第一章、第二章主要介绍了抑郁症的病理心理机制、病理生理机制和临床表现，第三章主要介绍了在国内如何寻找专业帮助以及抑郁症的主要治疗手段。我们希望能让患者和家属了解科学的抑郁症基础知识，并得到恰当的专业帮助。第四章和第五章是专门写给家属的，在第四章我们介绍了如何更好地照顾患者以及如何与患者相处，在第五章我们介绍了如何预防患者自杀。很多家属在患者生病后不知所措，我们希望能给患者家属一些可操作性的建议，方便他们更好地照顾患者，促进患者康复。

特别说明：

本书中所有的案例都是虚构的，不涉及任何真实的案例。

本书中有关抑郁症治疗的内容属于一般性介绍，特别是药物治疗部分，均为常规介绍，不能作为你的治疗建议，关于你的一切治疗意见请以你的医生为准！

高　猛

2021 年 10 月

目录

Contents

第一章 抑郁症是怎么一回事？

第二章 抑郁症都有哪些表现？

第三章　得了抑郁症该怎么办？

第四章　家属该怎么做？

第五章　当患者想自杀时怎么办？

抑郁症
是怎么一回事?

第 一 章

　　小娜 26 岁，硕士毕业后进入现在的公司已经一年多了。她自参加工作以来一直认真负责，领导和同事都看在眼里，也很认可她的工作。但小娜最近这段时间一直闷闷不乐，精神状态很差，工作效率降低了很多，以往半个小时就能完成的工作可能要花上大半天，日常简单的工作也不断出错，有时候还会无缘无故对同事发火。看到小娜经常苦着脸，同事们明显感觉到她不太对劲，有同事猜测是不是她家里出了什么变故，但都不清楚具体发生了什么。这一天小娜的直属领导当面质问她，为什么最近的工作状态不好，出现了不少的失误。小娜告诉领导自己最近压力有些大，她觉得自己调整一下应该就没事了。

　　小娜没告诉领导的是，她上班之后一直都努力地想要证明自己，但好像不论怎么做自己都没办法成为最优秀的那一个。她发现上班工作和学校学习完全不一样。在学校里优秀的标准很清晰明确，认真学习，然后考试能考高分就行了。工作后每天都是很琐碎的事情，整理表格、写文案、给客户打电话、不断地和同事沟通——她体会不到任何的成就感。工作做得好似乎是最不重要的，而和同事、领导处好关系似乎更重要。领导和同事看到她工作效率高，就给她安排了更多的工作，但更多琐碎的工作并不能让她觉得自己更优秀。她觉得自己过去努力学习争取到的名牌大学毕业，现在做的工作丝毫体现不出自己的价值。她还看到有不少同事的毕业学校比她的更好，工作能力也很棒。和他们一比，她更加觉得自己差劲了。

小娜给父母打电话吐苦水，父母说她想多了，工作体面，薪水也很高，想那么多干什么？！又劝她赶紧找个男朋友，她年龄不小也该结婚了。小娜无奈地挂断电话，又给以前一起上学的好朋友打电话倾诉苦恼，她以为朋友更能理解她，朋友劝她说工作就是这样子，等慢慢适应了就好了。电话里倾诉过两三次后，小娜感受到了朋友的不耐烦，于是就不再说自己的苦恼，开始聊一些娱乐八卦之类的话题。后来她很少再联系朋友和父母，但她的苦恼一直都在。她常常怀疑自己的能力，不断地责备自己，因此每天心情都很糟糕。晚上她常常无法入睡，即使睡着了也很容易惊醒，还经常做一些噩梦。她看不到自己的价值，感觉做任何事情都没有乐趣，每天就像行尸走肉一样。有时候她想，自己现在这样子，活着的意义又是什么呢？

小娜很想休息一段时间，但是她觉得工作太多，领导肯定不会批她假。她仍然坚持着上了一个月的班。她的精神状态越来越糟糕，有一天早上她醒来后发现自己起不来床，不知不觉在床上躺了一天。她整天都没有吃饭，其实她已经很久都没什么胃口了，这一个月里她瘦了十几斤，让她本来就很苗条的身材更显消瘦。她没来上班，领导和同事都很意外，也联系不上她。晚上她的一位同事来到她家里，看到她的样子后认为她需要去看医生。第二天小娜在同事的坚持下来到医院，医生诊断为抑郁状态。

　　我们在面对抑郁症患者时常常会感到很困惑，不理解她为什么郁郁寡欢，特别是当她明明拥有我们羡慕的一切时：光鲜的履历、体面的工作、令人羡慕的薪水、有车有房、生活无忧、家庭和睦。我们会觉得她想了太多没用的东西，或者无病呻吟、矫情。我们希望她能开心起来，不停地劝她看生活中美好的一面：你的生活和工作都那么好，家人都很关心你、爱护你，你什么都不缺，那么的幸福，为什么你不高兴一点呢？我们会感到挫败，有时候甚至会忍不住对她发火：为什么你要这样子？为什么就不能正常起来？而当她流露出想要结束自己生命的想法，甚至自杀死亡，我们的不理解和愤怒到达了顶点。面对抑郁症患者，我们疲惫得手足无措。

什么是**抑郁症**？

　　"抑郁症"一词的使用非常广泛，而在精神病学中的专业名词是"抑郁障碍"。相比"病症"或"疾病"，"障碍"更侧重于体现功能上的紊乱或损害。根据《精神障碍诊疗规范（2020年版）》，抑郁障碍是指"由各种原因引起的以显著而持久的心境低落为主要临床特征的一类心境障碍，伴有不同程度的认知和行为改变，部分患者存在自伤、自杀行为，甚至因此死亡"。抑郁障碍包括抑郁发作、复发性抑郁障碍、恶劣心境等等。

　　是的，抑郁症属于精神病学的范畴，有很多人认为抑郁症是心理上的问题，愿意去看心理咨询师，而拒绝看精神科医生。实际上这是一个误区，抑郁症是一种精神疾病。随着社会的发展，精神病学的服务对象已经不再仅限于精神分裂症、双相情感障碍这一类重性精神障碍，还包含了焦虑障碍、抑郁障碍、强迫障碍等轻性精神障碍。由于过去对精神疾病的误解和歧视，许多抑郁症患者非常排斥到精神病专科门诊或专科医院就诊。

抑郁症是一种慢性发作性精神疾病,有着高发病率、高复发率、高致残率的特点。根据世界卫生组织的统计,全球约有 3.5 亿人患有抑郁症,平均每 20 个人里就有 1 个抑郁症患者。2019 年中国精神卫生调查的数据显示,中国抑郁障碍的终生患病率为 6.8%,预计有超过 9500 万人曾经或者现在是抑郁症患者。在接受抗抑郁治疗后,仍有一半以上的抑郁症患者会在两年内复发。当患者抑郁发作三次以上,如果不进行长期药物维持治疗,复发概率几乎是 100%。抑郁症会严重影响患者的正常社交、学习、工作、生活,患者常常排斥与人交往,无法完成学业,或者失去工作,严重的情况下生活无法自理。自杀是抑郁症最严重的后果,是抑郁症患者死亡的唯一原因。抑郁症患者比一般人群的自杀率更高。

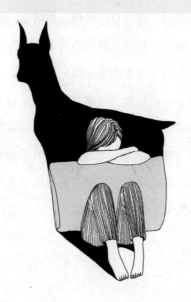

抑郁症的病理心理机制

　　和其他的病不同，抑郁症没有明显的身体上的损伤，也没有体检上的异常，似乎只是一种"想法""心情"上的不对劲。在我们的常识里，我们认为想法是可以主观改变的，心情也可以通过做一些喜欢的事情让自己变得开心起来。这就给我们带来一种假象，我们可以控制、管理自己的想法和情绪，而抑郁症是患者本人主观上导致的，实际情况要复杂得多。到目前为止，精神病学和心理学研究者们还没有完全弄清楚抑郁症具体的病因和发病机制，只是提出了一些假设。抑郁症可能是生物因素、心理因素和社会环境等因素共同作用的结果。这就像是盲人摸象，我们只了解了抑郁症的一部分。为了帮助我们理解为什么一个人会从健康的状态变成抑郁症的状态，有研究者提出了素质—压力理论框架，也叫作易感性—应激相互作用模式。

素质—压力理论框架

根据素质—压力理论框架，研究者主要从两个方面来理解抑郁症的发展过程。一方面，每个人的素质不同，具备抑郁性素质的人比不具备抑郁性素质的人更容易患抑郁症。抑郁性素质是一个人潜在的、长期的和相对稳定的特质，同时这种素质也会受到其他因素的影响而发生变化。另一方面，压力事件是个体发展成抑郁症的关键因素。压力事件发生时，机体会出现一系列的生理和心理上的反应，以应对潜在或真实的威胁。当一个人无法顺利地应对压力事件时，引发负性的情绪，就可能会激活他的抑郁性素质，从而发展成抑郁症。

素质、压力和抑郁症之间有着复杂的关系：有些情况下抑郁性素质积累到一定程度，在没有明显压力事件的情况下可以导致抑郁症；有些情况下个体有着良好的心理健康素质，但在短时间内连续经历压力事件，心理压力承受过大也会导致抑郁症；而有些情况则需要抑郁性素质和压力事件同时存在才能导致抑郁症。这和我们在日常生活中的经验是一致的，有些抑郁症患者是在毫无征兆的情况下发病；有些抑郁症患者原本精神状态极好，发病前生活中出现了重大的事件或者承受了很大的压力；有些抑郁症患者本身心理素质较弱，在经历压力事件后雪上加霜而患上抑郁症；同时也有很多人有着强大的心理韧性，经历再严重的压力事件也能够保持心理的健康。此外，压力事件也能够促进一个人的抑郁性素质，特别是童年时期的创伤性经历，有研究者认为一个人的抑郁性素质主要来源就是童年的负性生活事件、创伤性经历以及和抚养者不良的关系。

抑郁性素质

下面将介绍目前我们了解到的和抑郁性素质有关的因素。需要注意的是，并不是一个人有了下面的某个因素，就说明他具备抑郁性素质，它们之间并不是因果关系。

遗传素质

遗传因素是抑郁症发病的重要因素之一。抑郁症患者的家属患抑郁症的风险比没有抑郁症亲属的人高 2 ~ 10 倍，同卵双胞胎中的一个人患有抑郁症的话，另一个人患抑郁症的风险也比其他人高。这些都说明具备遗传素质的人更容易患有抑郁症。如果你的亲属中有人患有抑郁症，你去看精神科医生时，告知家族史有助于医生做出准确的诊断。

父母不良的教养方式

父母具有强烈的完美主义，对子女过高要求，在子女身上只看到不足，对子女的优点视而不见，例如考试考了 98 分，不断追问孩子为什么没考到满分，忽略了孩子已经考到 98 分的事实；忽视子女需要，当子女表达的需要给父母造成困扰或麻烦时，就埋怨、批评孩子；对子女过度保护，无论子女遇到什么困难，都一手包办，解决所有问题，子女无法培养自己解决问题的能力；对子女情感控制，因为子女惹父母不高兴，或者表现不好，父母就不理孩子，不关心、不爱孩子；心情不好的时候拿孩子出气，无故对孩子大吼大叫、辱骂孩子；贬低、打击子女，无论父母是希望子女能够更好，还是父母本身的问题，对子女的贬低、打击、责骂都会严重伤害子女的自尊。

父母不良的教养方式会造成孩子低自尊，给孩子一种自己毫无价值、不值得被爱的感觉，在面对困难时缺乏应对技巧、无法积极解决困难。很多父母过度追求孩子的成绩，而忽略了其自身正常的心理需求。有一部分父母不良的教养方式则是由于自身存在严重的心理问题而导致的。和患有抑郁症的父亲或母亲互动时，子女也会学习到父母抑郁性地看待自我、周围世界和未来的方式。

创伤经历

　　创伤性的事件对个体心理的影响巨大，特别是发生在童年时期的创伤事件，负面影响会一直延续到成年。比如父亲或母亲离世，孩子失去了可以依赖的重要亲人，他不得不坚强起来，将脆弱隐藏在心底；童年时期遭受性侵，孩子会产生强烈的羞耻感，对自己产生严重的怀疑，感到愧疚和自责；无论是成年人还是未成年人，长期遭受暴力（家庭或校园的）、虐待后都会引发强烈的负面情绪反应。让人遗憾的是，现实生活里总会有创伤性的事件发生，虐待、暴力、强奸、意外事故、自然灾害等等。经历这些带来巨大压力的创伤性事件时，个体常常感到恐惧、痛苦、无助和绝望。个体无法形成一个健康积极的自我概念，自尊低下，对外界不信任，拒绝他人的帮助和安慰，无法与他人建立良好的人际关系。

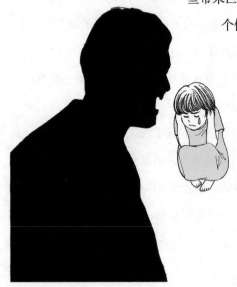

缺乏社会支持

经常体验到孤独的人更容易抑郁。一方面可能由于自身缺乏人际交往的技巧，对社交感到害羞和恐惧；另一方面可能由于外在环境的原因导致没有社会接触，例如离婚后失去了原来的人际关系、工作地长期在野外。缺乏人际交往和社会支持，缺少看待自己和周围世界的他人视角，一个人会困在自己的负面思维里。当他在面对困难的时候无法获得外在的帮助，没有人可以依赖，他会体验到深深的孤独和不安全。

消极的归因方式

归因方式是指个体特有的倾向于将某个行为或结果解释为某种原因的方式。例如一个学生某次数学考试没考好，他解释为自己运算能力太差（是我的原因，而不是这次考试太难的原因），自己数学学习一直都不行（不是暂时的，是永远的、无法改变的），其他科目学得也不好，自己太笨了不适合学习（消极影响不仅限于数学，延伸到各个科目）。这是一种消极的归因方式，将负性事件解释为自我内部的、稳定不变的、结果涵盖自我所有方面的，而将正性的事件解释为外部环境、暂时的和单一的方面。这种归因方式更容易使人产生无助感，认为自己无力改变发生的一切，从而感到绝望，导致抑郁。积极的归因方式是将正性事件解释为自我内部的（数学考好时就是自己运算能力强）和稳定不变的（运算能力一直都很强），同时正性效果涵盖所有的方面（数学学得好代表其他科目也学得好），而将负性事件解释为外部环境（数学考差时是因为考卷太难）和暂时的（下次能考好），同时这种负性效果只影响了自己的一个方面，其他方面仍然不受影响并保持良好（虽然数学没考好，但其他科目都很不错）。

消极的自我概念

自我概念是一个人对自我的态度的集合，比如"我是一个聪明的人""我招人喜欢""我很帅气"等等。一个人的自我概念来源于他自身的感受或体验以及其他人对他的评价，尤其是他成长过程中重要的人对他的评价，比如父母、朋友、老师等等。自我概念有些是基于现实情况的，有些则与现实并不相符。举个例子，有个学生一次考试得了班级第一名，当他很开心地和父亲分享时，他父亲为了激励他，就对他说："才考个班级第一，你看看年级里你排多少名？"这个学生一下子就泄了气，他会想"爸爸对我不满意，我不够优秀"，之后他加倍努力学习，每次有进步，他的父亲还是很严厉，并不认可他取得的成绩。久而久之，他就会逐渐形成一个消极的自我概念——我不优秀。之后这个消极的自我概念还会影响到他对自己的判断,在遇到困难时他更倾向于认为自己不够优秀,再遇到没考好,他会更加认同"我不优秀",这种消极的判断又进一步巩固他消极的自我概念。"我不优秀"就成为他自我概念中非常稳固的一部分,即使他以后成绩一直名列前茅,他仍然无法改变对自己的评价。这种消极的自我概念还会使他倾向于对自己的价值判断为"我不好""我不被喜爱""我没有价值",他会厌恶、排斥自己,认定自己毫无价值,并为此不断责备自己,从而常常体验到难过、悲伤、沮丧、绝望等等不愉快的情感。

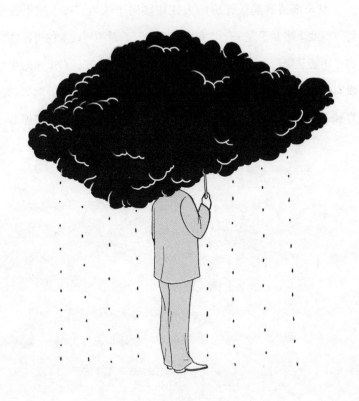

对周围世界和未来的消极评价

对周围世界持消极评价的人对日常世界中的他人、生活事件、物品等等都有一种消极的态度，他们在与现实互动中常感到挫败，他们很少看到生活中积极的一面，倾向于对客观发生的事情做出负面的解释。例如半杯水的例子，消极的人会说："唉，只剩半杯水了！"而积极的人则会说："哇！还剩半杯水！"

对未来持有消极评价的人往往倾向于认为"我永远不会变好""我下半辈子完了""我没有未来"，看不到改变的可能性，自己不能从痛苦中解脱出来，无法乐观地看待未来，对未来的生活没有任何期待或希望，更多的是痛苦，认为生命无意义。对周围世界和未来的消极态度让人更容易体验到绝望感，从而产生抑郁。

小娜在确诊抑郁症后，觉得很对不起父母，他们把她培养成名牌大学的研究生很不容易。父亲是一名高中物理教师，从小对她要求就很严格。还在小娜上小学的时候，每天晚上父亲都要求她必须按时回家学习，不准她在外面和同学玩耍。父亲会专门针对她当天学的知识点查漏补缺，每次她考试结束父亲都会拿着卷子给她指出不足的地方。

那时候她每天放学看到别的同学都开开心心约着一起玩，然后自己很紧张地回家。父亲总是骂她太笨，教半天都学不会。有一次父亲特别生气，摔碎了同学送给她的一个特别漂亮的杯子，把她吓坏了。那个杯子是班上唯一和她经常一起玩的同学送给她的。她心里特别难受，第二天她不敢和那个同学说话，怕她万一知道了不高兴，到后来她慢慢地和这个唯一关系稍好一点的同学也疏远了。等她上了初中后父亲才对她好一点，她后来向父亲提起过小学的时候太严厉，但父亲对她说小学就是要培养她的学习习惯。她尽管心里很不舒服，但也无力反驳。

父亲的教育养成了她追求极致、精益求精的性格。读了初中后，不用父亲专门提醒，无论大小考试小娜每次都会专门整理错题，即使满分卷子她都会仔细寻找自己掌握不熟练的知识点。由于她学习成绩很好，很多同学都来请教她。她也很乐意帮助同学，这是她唯一能和同学交流的机会。但是她发现同学们通常是来请教她两三次就不来了，后来有个同学告诉了她原因，因为她在讲题的时候经常对他们说："你怎么这么笨，这都学不会？"或者类似的话，同学们听了都很不舒服。小娜不知道该怎么向同学们解释。父亲要求她把学习成绩搞好，其他的都不要管。慢慢地小娜又变成了独来独往。后来她竟听到一些闲话，说她太傲气，瞧不起同学。班里的同学们开始孤立她。她一肚子委屈，不知道该怎么办。

到了高中后，她就在父亲担任班主任的班级里。很多同学都知道她是班主任的女儿，大多数同学和她处的关系也不错，但小娜经历初中的事情之后，对他们很不信任。她觉得自己明明很讨人厌，他们愿意和自己相处只是因为自己父亲是班主任，她想到这里更加觉得他们很虚伪。她仍然是一心一意搞学习，由于就在父亲班上，父亲对她的学习情况了如指掌，每天晚上 10 点下晚自习回到家里都会再拿出一个小时时间专门给她补习，指出下一步努力的方向。有时候小娜也想反对父亲这么做，但一想到父亲严厉

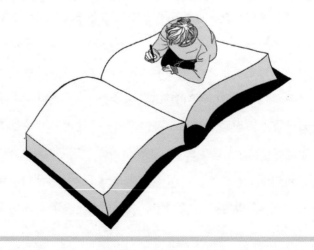

的样子她就放弃了。她把希望放在上大学后,只要考上大学,她就可以轻松了。高中三年的学习,她印象最深的就是那几十本特别厚的错题本。小娜考上名牌大学后,父母都很高兴,父亲很自豪地向外人夸耀,不断地说自己十几年没有白白辛苦培养小娜。那个时候小娜心里也松了一口气,自己终于是没有辜负父亲的期望。

小娜回想自己过去的二十多年,想到自己的人生巅峰竟然就是考上大学的那一刻,只有那个时候她才觉得是对得起父亲的期待。现在她得了抑郁症,她觉得自己真的是太失败了。

抑郁性认知模式

认知模式指的是一种潜在的情感、认知和行为模式,体现了一个人感知和解释外界环境的特质。抑郁性认知模式的个体在沉思或者面对生活中发生的事件时,思维过程有明显的抑郁性主题,思维内容以抑郁性想法为主。特定的抑郁性认知模式可以引发个体特定的悲伤、挫败、沮丧、焦虑、负罪、绝望等等一系列的抑郁性情感,而抑郁性情感又会促进抑郁性认知模式的活动,形成恶性循环。抑郁性认知模式的个体对自我或客观现实存在扭曲和误解，常常做出错误或不合逻辑的理解和解释。抑郁性的思维常常主导个体的思维过程，个体无法停止或摆脱抑郁性的想法，严重的话，个体无法客观地看待自己的抑郁性想法，丧失了客观性和现实检验的能力。抑郁性认知模式不仅使个体更容易患上抑郁症，还会导致康复后的患者更容易复发。

　　抑郁性认知的人对自我或客观现实的扭曲与误解有以下几种类型：低自尊，对自身的个人品质、工作表现、家庭生活、人际交往等等各个方面都是较低的自我评价，放大自己的失败和缺陷，忽视成功和优势；自我批评和自责，会因为自己的缺点不断地批评和责备自己，也会为和自己无关的事情自责，夸大问题的难度以及自己应该承担的责任；经常用"我应该……"和"我必须……"衡量自己的行为，同时这些行为之间常常相互矛盾，要求自己做一些不可能完成或者毫无必要的事情；逃避现实生活，感到无力解决问题，抱有不切实际的幻想，同时又因为自己的逃避而感到自责；武断的推论，对发生的事件得出缺乏证据支持或与事实相反的结论，没有考虑更为合理的解释；选择性的注意，只关注生活中事情经历的某些细节，忽视其他的方面，尤其是只关注消极的方面；过度概括，以偏概全，就发生的某一个单独的事件对自己的能力、价值做出概括性的消极的结论；低估自身能力、价值、成就等，夸大任务或问题难度、所经历创伤事件的严重程度，把坏消息极端化，灾难化地理解不愉快的事件；错误地贴消极标签，例如"我是个失败者""他伤害了我"；非此即彼,非好即坏,非黑即白,例如"如果不能成功,我就是个失败者",把自己与自己眼中差的人归为一类,忽视自己和别人身上的优点,而把自己眼中优秀的人归为另一类,忽视他们身上的缺点。

压力事件

生活充满了各种各样的事件,有些事件我们处理起来得心应手,而有些事件让我们手忙脚乱,给我们带来压力。压力事件会引发个体负面的情绪,激活抑郁性素质,使个体发展成抑郁症。当多个压力事件同时存在时,还会协同影响抑郁症的发病。

一类压力事件是对个体有着特殊意义的事件,这些事件可能与个体成长过程中对他的自我概念发展具有重要意义的经历(通常是消极影响)相类似,或者涉及个体当前的自我概念发展。这类特定的压力事件是否能够激活抑郁性素质,取决于个体对所经历事件是否敏感,以及对它的内在心理解释。例如前面举的学习成绩的例子,假设这个学生一直都考年级第二,他无论多么努力,都考不到年级第一,对他来说就是一件很失败的事情。而在某次考试中,他仍然是第二名,那就有可能成为诱发他抑郁症发病的压力事件。再比如一个平时工作很努力的年轻人,突然被诊断患有强制性脊柱炎(一种存在身体畸形风险、没有治愈手段、定期用药并且需要在平时保持良好健康习惯的慢性病),他想到在这个竞争激烈的社会中再也无法高强度地学习或者加班，无法通过加倍的付出和努力来获得自身事业上的发展，他的未来可能不得不过上一种平庸的生活，因此陷入抑郁状态。当敏感性的压力事件经常发生时，这类个体更容易患上抑郁症。这类压力事件发生在其他人身上可能会引发痛苦，却不会导致抑郁症。许多人对患抑郁症的人不理解，往往是因为忽视了所发生的压力事件背后隐藏的意义。

另一类是普遍的生活事件压力，即日常生活中的各类事件。根据缓急程度可以分为急性压力和慢性压力。某一个时间点爆发的，急性而明确的事件属于急性压力事件，例如意外伤害、突然生病、亲友死亡、失业等等。当发生急性压力事件时，我们的身心会发生一系列反应，所有的资源都会立刻调动起来应对外界的压力。如果应对失败，就很容易陷入抑郁的状态。慢性压力事件指的是没有时间限定的、长期的事件，例如长期的婚姻困扰或家庭暴力、慢性病、高强度的工作。当长期处在慢性压力中时，我们会出现生理（疼痛、消化不良、免疫低下）、情绪（忧虑紧张、烦躁易怒）、认知（注意力不集中、记性下降）、行为（失眠、拖延、酗酒）等方面的各种不适。当慢性压力持续不断地累积，个体的抑郁素质就会被激活，发展成抑郁症。国外有研究者整理了生活中的各类事件，发现生活事件和抑郁症的关系是明确的，同时如果生活事件越严重，与抑郁的关系就越强。

国内研究者根据我国的实际情况，整理了一份生活事件量表

（见表 1），其中包含了 48 种我国常见的生活事件。量表中"精神影响程度"和"影响持续时间"根据个人的主观判断选择。同样一件事的影响程度和持续时间不同的人会不一样，其实这反映了一个人应对生活事件时的素质水平。你可以根据自己生活中发生的事件和自己的主观感受回答量表中的问题，判断你经历的生活事件给你造成的影响大小。负性生活事件刺激量总分越高，反映你承受的精神压力越大。特别说明一下，由于本书的主题是抑郁症，因此会强调压力事件对抑郁症的影响，而实际上个体遭遇负性压力事件后，也可能会出现其他心理健康问题，如失眠、焦虑、身心问题等等。

表 1：生活事件量表

 指导语

　　下面是每个人都有可能遇到的一些日常生活事件，究竟是好事还是坏事，可根据个人情况自行判断。这些事件可能对个人有精神上的影响（体验为紧张、压力、兴奋或苦恼等），影响的轻重程度各不相同，影响持续的时间也不一样。请你根据自己的情况，实事求是地回答下列问题，请在最合适的答案上打"√"。

生活事件名称	事件发生时间				性质			精神影响程度				影响持续时间				备注
	未发生	1年前	1年内	长期存在	好事	坏事	无影响	轻度	中度	重度	极重	3个月内	半年内	1年内	1年以上	
举例：房屋拆迁			√			√				√			√			
家庭有关问题																
1. 恋爱或订婚																
2. 恋爱失败、破裂																
3. 结婚																
4. 自己（爱人）怀孕																
5. 自己（爱人）流产																
6. 家庭增添新成员																

7. 与爱人父母不和	8. 夫妻感情不好	9. 夫妻分居（因不和）	10. 夫妻两地分居（工作需要）	11. 性生活不满意或独身	12. 配偶一方有外遇	13. 夫妻重归于好	14. 超指标生育	15. 本人（爱人）做绝育手术	16. 配偶死亡	17. 离婚

续 表

生活事件名称	事件发生时间				性质			精神影响程度				影响持续时间				备注
	未发生	1年前	1年内	长期存在	好事	坏事	无影响	轻度	中度	重度	极重	3个月内	半年内	1年内	1年以上	
18. 子女升学（就业）失败																
19. 子女管教困难																
20. 子女长期离家																
21. 父母不和																
22. 家庭经济困难																
23. 欠债500元以上																
24. 经济情况显著改善																
25. 家庭成员重病或重伤																

26. 家庭成员死亡								
27. 本人重病或重伤								
28. 住房紧张								
工作、学习中的问题								
29. 待业、无业								
30. 开始就业								
31. 高考失败								
32. 扣发奖金或罚款								
33. 突出的个人成就								
34. 晋升、提级								
35. 对现职工作不满意								

续 表

生活事件名称	事件发生时间				性质			精神影响程度				影响持续时间				备注
	未发生	1年前	1年内	长期存在	好事	坏事	无影响	轻度	中度	重度	极重	3个月内	半年内	1年内	1年以上	
36. 工作、学习压力大（如成绩不好）																
37. 与上级关系紧张																
38. 与同事、邻居不和																
39. 第一次远走他乡异国																
40. 生活规律发生重大变动（饮食睡眠规律改变）																
41. 本人退休、离休或未安排具体工作																

社交与其他问题													
42. 好友重病或重伤													
43. 好友死亡													
44. 被人误会、错怪、诬告、议论													
45. 介入民事法律纠纷													
46. 被拘留、受审													
47. 失窃、财产损失													
48. 意外惊吓、发生事故、自然灾害													
如果你还经历过其他的生活事件，请依次填写													
49.													
50.													

正性事件值:	
负性事件值:	
总值:	

家庭有关问题:	
工作、学习中的问题:	
社交及其他问题:	

○ ○ ○ ○ ○ ○ ○ ○ ○ ○ ○

计分方法：

　　1. 事件发生次数，短期的事件如流产、失窃记录次数；长期性的事件如住房拥挤、夫妻分居等不到半年记为 1 次，超过半年记为 2 次。

　　2. 事件影响程度，无影响 =0 分，轻度 =1 分，中度 =2 分，重度 =3 分，极重 =4 分。

　　3. 影响持续时间，3 个月内 =1 分，半年内 =2 分，1 年内 =3 分，1 年以上 =4 分。

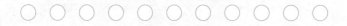

4. 生活事件刺激量计算方法。

①某事件刺激量＝该事件发生次数 × 该事件影响程度 × 该事件影响持续时间

②正性事件刺激量＝全部好事刺激量之和

③负性事件刺激量＝全部坏事刺激量之和

④生活事件总刺激量＝正性事件刺激量＋负性事件刺激量

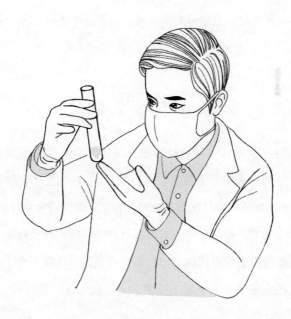

((📢)) 抑郁症的 病理生理 机制

　　抑郁症是一种精神障碍，和其他疾病一样，抑郁症也具备生理基础。我们所有的精神活动都是大脑调控的结果，我们的一言一行、喜怒哀乐、过去的记忆、未来的展望等等，都是大脑的功能。当抑郁症发生时，意味着大脑出现了功能或者结构上的异常。

神经递质

　　人的大脑中有三种神经递质在抑郁症的发病中扮演了重要角色，分别是去甲肾上腺素、多巴胺和 5- 羟色胺（俗称"血清素"）。神经递质在神经细胞与神经细胞之间起到传递信号的作用。在正常情况下，神经细胞的末端释放神经递质，神经递质与下一个神经细胞膜上的受体结合，从而将神经信号传递下去。在抑郁症患者的大脑中，去甲肾上腺素、多巴胺和 5- 羟色胺的浓度减少，神经细胞上和他们结合的受体功能也发生异常，结果就是神经递质信号传递的整体功能出现紊乱。目前抑郁症主要的治疗方式——服用抗抑郁药，就是通过提高大脑中去甲肾上腺素、多巴胺和 5- 羟色胺的利用率、恢复它们的功能来达到治疗抑郁症的目的。

激　素

抑郁症患者体内的激素水平也会出现异常，例如血液中皮质醇水平增高、应激相关激素昼夜节律改变等等。其中最重要的是下丘脑 – 垂体 – 肾上腺轴，下丘脑和垂体是大脑的重要部位，下丘脑分泌的促肾上腺皮质激素释放激素会作用到垂体，使垂体分泌促肾上腺皮质激素，而促肾上腺皮质激素又会作用到肾上腺皮质，使肾上腺皮质合成并分泌皮质醇，皮质醇又会对下丘脑和垂体进行负反馈调节——当体内皮质醇含量升高时，下丘脑和垂体分泌就会减少。下丘脑 – 垂体 – 肾上腺轴与压力有关，当生活中出现压力事件时，就会激发下丘脑 – 垂体 – 肾上腺轴，体内皮质醇含量升高，引发身体"警戒"反应，使得一个人可以应对潜在的威胁。如果一个人经常面对压力事件，特别是从生命的早期就开始处在较高的压力刺激中，就会导致他下丘脑 – 垂体 – 肾上腺轴的反应性比别人高，体内皮质醇处于较高的水平，久而久之会对他的大脑造成损害，他应对压力事件的能力就会降低，也比别人更容易抑郁。除了下丘脑－垂体－肾上腺轴外，下丘脑－垂体－甲状腺轴、生长激素、催乳素、褪黑激素和性激素也都与抑郁症有关，但这些激素具体发挥的作用尚不明确。

大脑影像

近年来磁共振成像（MRI）研究表明，抑郁症患者大脑在结构和功能上都存在异常。磁共振成像技术既可以扫描静息状态下抑郁症患者大脑的结构变化或者功能水平，还可以通过给予抑郁症患者正性（如一段优美的音乐）或负性（如一张恐怖图片）的刺激以扫描观察大脑的反应。研究者取得了很多有价值的结果：在结构上，抑郁症患者的大脑多个区域的神经递质浓度、白质神经纤维、灰质体积等等存在异常；而在功能上，抑郁症患者的大脑代谢、对正性或者负性刺激的反应、静息功能连接等等也都存在异常。研究者还发现抑郁症患者大脑不同区域的异常还分别与不同的临床症状存在联系。

神经电生理

抑郁症患者大脑的神经电生理也会出现改变。正常情况下，大脑细胞群呈现出自发性、节律性的电活动，通过电极将大脑电活动记录下来就是脑电图。脑电图研究发现，抑郁症的严重程度与大脑左右半球的电活动水平存在一定关系。

抑郁症的复杂性

　　人们常有的一个思维习惯是，对于一个问题一定要找到原因，认为从问题的根本出发找到原因后，问题就一定能够得到解决。我们在平时的工作中也发现，很多人特别希望找到患抑郁症的原因，以为找到并改正原因抑郁症就会消失。但是对抑郁症来说，要分辨清楚原因和结果不是那么容易。人们常常将心理压力理解成由抑郁症导致的，也许你看了前面各种因素的介绍也会将其理解成抑郁症的发病原因。我们需要澄清一下，前面讲到的抑郁性素质中的各种因素，以及压力事件，只能认为是和抑郁症有关系。以压力事件为例，有关系的意思是，压力事件可能是抑郁症的原因，也可能是抑郁症的结果，还可能只是两者之间存在的某种联系。即使我们能够明确地观察到抑郁症发生在压力事件之后，我们仍然不能确定抑郁症是心理压力的结果，也可能这个压力事件只是提高了抑郁症发病的风险而已。

　　生活是复杂的，抑郁症也是复杂的。虽然我们描述了一个帮助理解抑郁症发展过程的框架，但抑郁症本身并不像描述中的那么简单。我们所知的所有关于抑郁症发病原因的知识，仍然是在盲人摸象——目前并没有关于抑郁症病因、病理及发病机制的明确结论。研究者们试着从不同的角度去理解抑郁症的发展过程，除了素质－压力理论框架，还有其他理论，例如人际关系和认知行为理论、精神分析理论、进化理论、存在主义理论、神经病学和神经心理学理论等等。近年来随着新技术、新方法的不断应用，生物精神病学快速发展，研究人员在精神障碍的神经生物学基础研究方面取得了很多有价值的成果，对抑郁症病理生理机制的理解也在不断加深。生物因素、心理因素、社会因素等等各种因素之间相互影响、相互作用，共同在研究抑郁症的发展、发病过程中发挥着重要影响。

具体到患者本身来说，相比于徒劳地追究抑郁症的发病原因，早识别早发现抑郁症状并及时对症治疗更加重要。幸运的是，我们有很多明确地能够治疗抑郁症的方法。

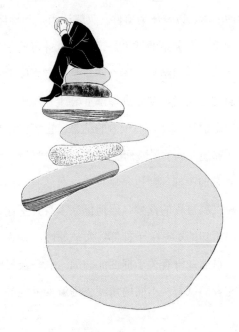

抑郁症
都有哪些表现?

第二章

　　小凯是一所省重点高中的高三学生，班级里学习氛围很紧张，老师和同学们都铆足了劲儿冲刺高考。但小凯的心思没办法放在学习上，他每天很难集中注意力听老师讲课，他也不知道自己都在想些什么。他看着试卷上的题目，过去他觉得很简单的题目现在理解起来却很困难，明明每个字都认识，连成一句话就需要很长时间才能看明白。因此他的进度很缓慢，看书的时候一个小时可能都翻不了一页。每次模拟考试分数出来后，他就非常自责，脾气也变得很暴躁，同学问他考得怎么样，他就会忍不住发火。慢慢地同学们都疏远了他，不愿意和他交流。他看到其他同学都能够很投入地学习，又是羡慕又是自责。他觉得自己在班级里待不下去，只要一进教室他就感到说不出来的难受。他觉得同学们都在用异样的眼神看待他、孤立他。

　　这一天小凯妈妈正在上班的时候突然接到班主任电话，说小凯和同学打架，小凯妈妈连忙赶到学校，小凯妈妈向班主任老师道了歉，又批评了小凯一顿。晚上回到家里，小凯爸爸也和妈妈一起教育小凯要专心学习，不要和同学闹矛盾。小凯解释说他觉得同学看不起他，故意针对他。他告诉爸妈说自己一进教室就很难受，他觉得自己撑不住了。小凯妈妈安慰他，高三压力大是正常的，挺过这段时间高考结束就好了。小凯爸爸为了激励他，又对他说一定要考上985大学，不然就得复读一年重新考。

最后小凯回到自己房间里，锁上了门。他躺在床上过了很久都睡不着觉，失眠已经很久了，基本每晚都在床上翻来覆去，他总感觉有个很重要的事情压在心头，让他无法安心睡着，早晨也常常醒得特别早。他想到爸爸说的如果考不上985大学就要复读，就觉得这种痛苦的日子像是永远都结束不了了。他特别想解脱，他找出削铅笔的小刀，在自己的手腕上试着割了一刀，手腕上的痛感阻止了他继续割下去。他看到血一点点渗了出来，慢慢地睡着了。凌晨4点多他醒了过来，看到自己手腕上的血，惊讶于自己还活着，一想到还要继续去学校学习，面对班里的同学，他忍不住哭了起来。

小凯到学校后，班主任安排他去见了心理咨询师。原来昨天小凯回家后，班主任就和学校的心理咨询师沟通了他打架的事情。小凯告诉心理咨询师他这段时间的心情和感受，心理咨询师初步评估后建议他去看精神科医生。在征得小凯的同意后，心理咨询师联系了小凯妈妈，告诉她小凯可能有抑郁症。小凯妈妈非常不解，但还是在学校的坚持下带小凯去了一趟医院。虽然小凯妈妈手里拿的诊断书上明确写着抑郁发作，但她还是很难相信，她觉得小凯平时性格很温和、脾气很好的，也就是比较内向，不太愿意和同学交流，没什么不对劲的地方，怎么打个架就得了抑郁症呢？

抑郁症的发病没有明显的征兆，往往是在对其生活造成严重影响后才被患者意识到。一部分患者长期处在抑郁症之中而不自知，而有的情况是在患者实施自伤或者自杀后，周围的人们才察觉到异常。抑郁症难以被发现，一方面由于正常和异常之间并没有明显的分界线；另一方面则由于抑郁症的标准以主观评估为主，不像躯体疾病有明确的客观检查指标，患者本人可能长期处在类似抑郁的主观体验中，早就习以为常，并不认为自己需要看病，而其他人可能更容易将抑郁症的外在表现理解为他的性格、品行等等，例如将抑郁症的意志活动减退理解为懒惰。早期有效识别抑郁症的表现，及时进行治疗干预，对于抑郁症的康复和预后非常重要。

精神（心理）健康、心理问题与精神障碍

　　精神（心理）健康是一个人能够成功地履行精神功能的一种状态，例如维持日常的生活、工作或学习，保持良好的人际关系，调整自己的状态适应新的环境，等等。精神障碍是指一个人的认知、情绪、行为等精神方面发生了改变，严重程度和持续时间达到了诊断标准，无法维持正常的社会功能。

　　精神健康和精神障碍之间并没有严格的分界线，而是一个连续谱。一个人的精神状态可以处在这个连续谱上任意一点，可能是较健康，也可能是较不健康的。一个人的精神健康也是动态变化的，本来在较健康的状态，过一段时间也可能会变成较不健康的状态。较不健康的状态也可以理解为有了"心理问题"，例如一个人升职后工作压力剧增，经常感到焦虑、抑郁，晚上失眠，但仔细对他的精神心理状况评估后，发现没有严重到符合精神障碍的诊断标准。如果他能够积极调整以适应新的工作挑战，一两个月后他的焦虑抑郁和失眠都减少了，那么他就又恢复了精神健

康的状态。但如果过了几个月他还是无法应对新的工作，他对自己产生了怀疑，长时间体验到抑郁，同时这种抑郁的状态使得他连基本的日常工作都无法胜任了，那么他就需要去找精神科医生评估一下是不是符合精神障碍的诊断标准。

要判断一个人的行为表现是正常的还是异常的，精神科医生通常从以下几个方面来考虑。

主观痛苦感

主观痛苦感根据个人的主观体验和感受以及具体情况判断，简单来说就是患者本人主观上觉得难过、担心、悲伤、忧虑……同样的客观情况出现在不同的人身上所造成的主观痛苦感是不同的。例如考试失利，一个学生只是轻微的失落，而另一个学生就难过地哭泣。主观痛苦感是促使个体求医的重要动力，因此当一个人到医院求医时医生会将求医这一行为看作是他的主观痛苦较为严重的标志——如果主观痛苦没有严重到一定程度，他不会选择来看医生。情绪低落、缺乏愉悦感、对很多事情不感兴趣是抑郁症患者最明显的主观感受。询问抑郁症患者的主观感受非常重要，即使他在玩手机时从外在上看起来很入迷，但当询问他主观感受时，他会说："很没劲，只是在消磨时间。"

　　　　主观痛苦感是医生诊断疾病时的首要考虑因素。如果一个人各种检查结果显示一切正常，但他坚持说自己腹痛，医生仍然会考虑他是生病了。如果一个人展现给其他人的样子是阳光开朗的，而他告诉医生他的主观感受是情绪低落、痛苦抑郁的，医生还是会诊断他为抑郁症。这种情况其实很常见，有很多抑郁症患者即使内心忍受着极度的痛苦，但在平时生活中却是一副正常的样子。

与情境匹配程度

　　通常来说我们能够预测一个人在特定情境下的反应，例如成功时感到喜悦、亲人离世感到悲伤。即使有时候当事人的反应出人意料，当我们再进一步了解具体信息时，我们也能够理解他的反应。例如一般情况下怀孕是喜悦的，但一个人怀孕了表现出恐慌、害怕，进一步了解时发现她是意外怀孕，目前不具备养育孩子的条件，那就能理解她的反应是正常的。而如果当事人的反应既无法与情境匹配，也没有其他可以解释的理由，那就可能代表着异常。假如怀孕的这个人原本是正处于备孕中，怀孕后却毫无缘由地表现出了恐慌、害怕，那就要考虑异常心理的可能性。抑郁症患者的情绪体验和他所处的情境是不匹配的，即使在获得成功、观看搞笑节目等等大部分人能够明显体验到喜悦、开心等积极情绪的情境下，他的主要情绪体验仍然是难过、悲伤等消极情绪。换句话说，抑郁症患者的主观体验与他所处的情境是脱节的，无论情境如何，他们的情绪体验始终是低落的。

很多抑郁症患者在社交的压力下会将自己伪装成和别人的反应一样，比如大家聊到一件开心的事情时，他们也会跟其他人一起笑，但实际上患者的主观体验很可能是"没感觉""没意思""一点都不好笑""很难过"。有时候甚至别人笑得越开心，患者就感到越难过。"演技好"的患者会让人完全看不出来。很多患者选择这样做，有的是因为自己的负面情绪太多，担心给他人造成压力或困扰；有的是因为有病耻感，担心被人异样看待；有的是觉得表现出不开心的样子对人不礼貌，比如曾被长辈责备过"垮着个脸"。

偏离平均水平的程度

如果人群中某一个特定的行为 95% 的人是一种表现，有 5% 的人是另一种表现，这种偏离了平均的、多数人水平的表现则可以视为是异常的。一些躯体检查项目，例如血液红细胞数量的正常值就是根据人群中 95% 的人血液红细胞数量值范围确定的。智力测验分数也是应用这种方法。随着社会的发展和包容性的不断提高，"和大多数人不一样"不再完全代表异常，例如同性恋过去被视为一种精神疾病，而现在被视作是正常的。和大多数人不一样也不一定就是"坏"的，例如智力超出大多数人就是一件好事。抑郁症患者所体验到情绪低落的严重程度和持续时间都超出了平均水平。与大多数人体验到的难过、悲伤、不高兴相比，抑郁症患者的情绪低落的程度更重，患者体验到深深的心理痛苦和绝望感；持续时间也更长，每天的大部分时间处在抑郁状态之中，长达几周到几个月时间。

除了横向和其他人比较，医生也会纵向了解个人以往的行为表现，如果短时间里他的行为表现有很明显的改变，偏离了以往的平均水平，则可以视为异常。如果一个人平时开朗外向、喜欢交际，突然变得内向、排斥交际，那么他的内向、排斥交际是异常的，而如果平时偏内向、不愿交际的人就不会被认为异常。因此医生了解一个人过去的行为表现是非常必要的。

对社会功能的影响

　　社会功能指的是一个人能够使自己维持正常的生活、工作、学习、社会交往等等。当一个人由于认知、情感或行为的变化无法履行正常的社会功能时，可以视为异常。抑郁症患者的社会功能受到严重影响时，会导致其生活上无法按时起床、洗脸刷牙、洗头洗澡、整理家务、进食等；使其学习上无法集中注意力看书、上课听讲，无法按时完成作业，成绩下降，最终不能顺利完成学业；工作上效率低下，难以胜任日常基本工作，频繁出现失误，可能导致失业；社会交往上拒绝外出社交，排斥和人交流，不想见任何人。

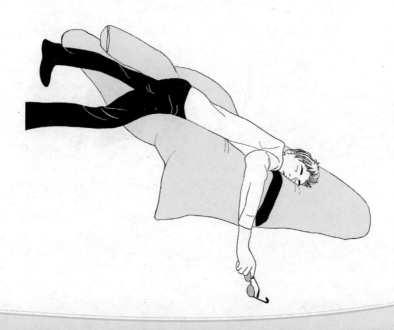

精神障碍诊断标准

　　精神科医生不是按照自己对患者行为表现的理解做出是否患有精神障碍的诊断，而是按照统一规范的诊断标准。精神病学家整理了各类异常的心理行为，对精神障碍定义出相应的核心症状以及附属的各方面症状，形成精神障碍的诊断标准。目前国内精神科医生在诊断抑郁症时，主要依据《国际疾病与分类第 10 版》（ICD-10）、《美国精神障碍诊断统计手册第 5 版》。国家卫生健康委员会也发布了《精神障碍诊疗规范（2020 年版）》，以规范精神障碍的诊断和治疗。

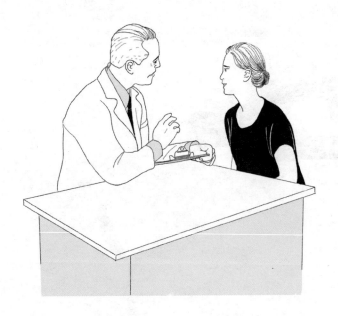

抑郁症的临床表现

想要了解患者的症状表现，可以直接询问他的主观感受，也可以通过观察他的行为表现，包括患者的外表、神情、穿着、言语和非言语的行为等方面。抑郁症的症状是复杂的，人为的分类常常是同一个现象的不同方面。这些症状表现从正常到严重是一个连续谱，没有严格的分界线。

核心症状

核心症状是抑郁症和其他精神障碍相区别的主要症状。抑郁症的核心症状有三个：情绪低落、兴趣减退和快感缺失。

1. 情绪低落

在正常情况下，我们的情绪有好有坏。我们会因为喜事而高兴，也会因为遭遇不幸而难过。我们可以用数字来表示心情好坏的强度，0 分是心情极差，5 分是心情不好不坏，10 分是心情极好，那么正常的心情是在 4 分到 6 分之间。抑郁症患者大多数时候的心情会在 4 分到 0 分，比正常情况下的"心情不好"更严重。正常情况下我们的某一种情绪不会长久维持，不论心情好坏，最多也就持续几天，当再遇到新的情境我们的情绪也会随之变化。比如被老板批评了一顿后闷闷不乐，下班回家后看到开心玩耍的孩子心情就会好起来，到第二天早上又能够心情平静地面对老板。而抑郁症患者则是持久地体验着糟糕的心情。"持久"意味着两周以上，同时是每天的大部分时间。很多抑郁症患者基本上是几个月到一年、两年的时间里都处于心情糟糕的状态中。

患者常用的描述心情的形容词有难受的、难过的、沮丧的、郁闷的、悲伤的、悲惨的、绝望的、阴沉的、压抑的、不开心、高兴不起来等等。有些患者也会用身体的感觉来表达情绪，比如胸闷、喘不过气来、喉咙堵、心痛等等。其他人可以明显地观察到患者愁眉苦脸、眉头紧皱、唉声叹气。患者的情绪很难因为外界环境的影响而高兴起来，但很容易受外界影响而崩溃，例如阴天时患者更容易体验到心情是昏暗的。也会因为一些特别小的事情,例如筷子掉到地上就会心情跌落谷底,情绪崩溃,甚至"想死"。

　　患者症状较轻时能体验到愉快的情感,其他人可以通过一些方法让患者开心起来,例如亲人的安慰、赞美,和朋友一起聚会、娱乐,顺利完成一个任务,听到一个笑话,等等。严重的患者则情绪低落更加明显,持续的时间也更长,其他人无法通过一些方法改善患者的情绪,他们会感到"绝望",认为自己无法摆脱坏情绪,没有机会好起来。这种情绪低落在早晨更严重,而晚上则稍轻一些。如果患者的情绪表现出了这种时间上的变化,代表着他的抑郁症状非常典型。

　　　　小强已经很久没有体验过开心这种感觉了,积极的情绪对他来说变得很陌生,他甚至已经忘了那是一种什么体验。他像是被一团浓浓的雾裹住,压抑得透不过气来,经常让他不自觉地深吸一口气又重重地叹息。难过、悲伤、心酸、沮丧、哀伤——没有形容词能准确地表达出他的心情。他觉得自己生活的底色就是忧郁,如果把正常人类的心情比作水平面,那么他的心情一定是在水底的最深处。对别人来说一件特别好笑的事情,他笑不出来。这经常让他很尴尬,有时候他会假装笑一笑以示礼貌,不过在别人眼里他笑得很勉强，像是在苦笑。也是因为这个原因，他开始有意识地减少和别人的相处。他特别羡慕那些能够开怀大笑、阳光开朗的人。他曾试着假装成那种样子，但是外在的"好心情"并没有带动内在的心情变好，反而让他认为自己是一个很虚伪的人，更加地鄙视自己。他很迷惑，思来想去仍然不知道自己为什么不快乐，那些坏情绪一直纠缠着他，无论如何也甩不掉。有时候他以为摆脱了，然后坏情绪就像是狡猾的敌人趁他不注意又悄悄地摸了过来。有时候又像是汹涌决堤的洪水，他控制不住地哭泣，而在哭过之后，也丝毫没有轻松的感觉。忧郁一直压在心头，让他很难快乐，夹菜时菜掉在了桌上、一次电话没打通、喝水时水洒到了身上、丢了一件无关紧要的物品等等，都有可能一下子让他崩溃，他觉得整个世界都对他充满了恶意，心情跌到谷底。这一点最是让外人难以理解，常常让他身边的人手足无措。他像是浸泡在消极负面情绪海洋的深处，表面风平浪静，实则波涛汹涌。他无法向别人言说，也无人能理解他的处境。不止一个人看到他愁眉苦脸的样子后很关心地询问他到底怎么了，他也说不清楚。他为此自责，有时候他为了避开别人关心的眼神而强颜欢笑。每天早上他醒过来发现自己还活着时，那一刻最为痛苦，因为他不得不开始这一天，继续独自忍受所有的痛苦。

2. 兴趣减退

正常情况下我们每个人多多少少都会有一些感兴趣、想要做的事情，有的是在工作方面，有的是在生活、娱乐方面，我们会积极地付出行动做这些事情。抑郁症患者则是对所有的活动都失去了兴趣，不想做任何事情。最明显的变化是患者以前喜欢的活动或者事物现在也没有兴趣。比如以前喜欢打游戏，现在却对游戏没有一点兴趣。其他人邀请患者一起做一些活动时，他可能尝试一下就会放弃。"没意思""没劲""不想做""不感兴趣"是患者的口头禅。

小强以前最喜欢打的游戏叫英雄联盟，他经常约朋友一起去网吧组队打游戏。他在游戏里认识了很多网友，有的也成了好朋友。他也喜欢观看英雄联盟的比赛，其中有一支战队他特别喜欢，他曾经还专门跑去北京现场观看比赛。而自从生病之后，他对游戏失去了兴趣，他坐在网吧电脑前，打开游戏后再也没有了以前的那种兴致，游戏里的一切都变得索然无味。他勉强试着玩了一会儿，很快就退出了游戏，然后盯着电脑里的各种游戏翻来翻去都觉得很没劲。后来他就不再玩游戏了，无论朋友怎么邀请他，他都不会去。除了对游戏没什么兴趣，他对生活里的其他事情也没有任何兴趣，看电影、散步、打球、吃美食等等，他都不想做。因为什么都不想干，他整天待在房间里躺在床上睁着眼发呆。

3. 快感缺失

在正常情况下我们在做一些事情的时候，特别是我们喜欢的事情时，是会体验到快乐的感觉的。比如打篮球，即使身体很疲惫，但在投中得分的时候心里是满满的成就感、愉悦感。比赛获胜、通关打赢一局游戏、享受美食美景、读书读到会心处、影视剧主人公功成名就等等，我们都能体验到快乐、满足。抑郁症患者在所有的活动中体验快乐的能力明显下降，甚至是从事任何活动都无法体验到快乐，即使是以前特别感兴趣的事情也无法感受到愉悦。患者会表达"乏味""无聊""枯燥"。有时候患者可能会勉强自己参与一些活动，比如其他人可能会希望患者活动起来，盛情邀请或者强烈要求患者参加；有时候我们也可能会看到患者在一直做某件事（现在最常见的就是玩手机）。这些情况下如果进一步询问患者的感受，他很可能会告诉你他并没有感受到快乐，他的目的只是为了打发时间。有的患者也可能会告诉你他是为了让家人放心，而实际上参加活动对他来说是一种负担。

　　有时候会有家长带着他们的孩子找到我。家长觉得孩子不上课、不学习，一直躲在房间里玩手机或者打电脑游戏，他一定是游戏成瘾了。家长希望我能"治一治"孩子的成瘾问题，他们希望孩子能回到学校继续好好学习。通常来说要区分是"成瘾"还是"抑郁"，问一个简单的问题就够了："你在玩游戏的时候开心吗？"如果孩子的回答是"一般吧""没啥感觉""没啥意思""没事干只能打打游戏""很无聊"，那么他抑郁的可能性就更大一些。从这些回答中可以看出，他玩游戏并没有体验到快乐。在正常或者"成瘾"的情况下，打游戏是有成就感、快乐感、投入感的（或者在输掉游戏时感到失落、挫败）。抑郁症患者不会有这些体验。

心理症状

心理症状包括思维迟缓、认知功能损害、负性认知模式、意志活动减退、焦虑紧张、精神病性症状、自杀想法和行为。

1. 思维迟缓

每个人都有的一个体验是，大脑里有很多很多的想法，可以说只要我们是清醒的，大脑就一刻不停地出现各种想法，从一个想法联想到另一个想法，这是正常的思维过程。我们也能体验到我们的大脑思考的速度比较快，这在我们说话的时候可以看出来——我们想的永远比说的快。抑郁症患者会感到脑子变得反应迟钝，"像生锈了一样"，思考的速度变慢了，想事情变得很困难。在外人看来，患者说话变少，语速变慢，语音微弱，严重的情况下无法正常交流。患者的决断能力下降，做事优柔寡断、犹豫不决，即使是日常生活中的小事都做不了决定，比如要不要去洗碗都需要想很长时间。优柔寡断会阻碍患者积极就医——他无法决定是否该去医院。

2. 认知功能下降

认知功能下降是导致患者工作学习效率下降、无法正常完成任务以致失学、失业的重要原因。患者注意力无法持久集中、记忆力下降、思考反应时间延长、学习能力下降、言语沟通能力降低。在学习上患者上课经常走神，听不懂老师讲课内容，感到学习难度增加，作业完不成，学习成绩下降。在工作上患者会忘记重要事项，工作出现失误，言语表达困难以致无法应对日常工作上的交流，难以完成工作任务。

3. 负性认知模式

患者看待自我、所处的周围世界和未来都是负性的。患者会在脑子里反复思考关于自我的负性的内容：我很笨、我长得丑、我人际交往能力差、我做什么都不行。患者倾向于消极地看待周围生活中发生的事情，比如当筷子掉在地上时，认为整个世界对自己充满恶意。患者认为未来毫无希望，自己的病治不好，将一直处于痛苦之中，"我这辈子就这样了"！患者常常在夜深人静难以入眠的时候脑子里会反复想这些负性的想法，他无论最初在想些什么，到最后他都会得出一个贬低自己的结论：是我不行、我太笨了、我太失败了。例如患者反复思考自己组织的一个活动，找到其中自己没做好的地方，然后批评自己没做好，认为自己是个笨蛋。在此基础上，患者会出现自责、自罪，认为自己犯下了不可原谅的错误，甚至是罪孽深重，必须受到惩罚。对于过去很多年的小错误，患者都可能翻出来对自己痛加责备。很多抑郁症患者会认为自己给家庭造成了巨大的负担，他们会很内疚，觉得对不起家人。有的患者会认为自己死了对家人更好——他甚至会努力说服家人自己死了他们会更幸福——这是导致抑郁症患者自杀的一个重要因素。

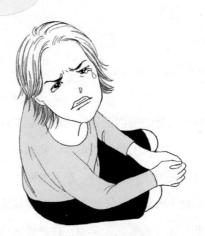

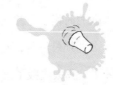

4. 意志活动减退

患者的行动、言语变得缓慢，生活懒散、被动，不想做事情，做任何事情都感到困难，患者甚至会觉得在床上翻身这种非常小的事情都很困难。患者不愿意出门，不想和人接触，拒绝人际交往，大部分时间都待在家里躺在床上。严重的情况下患者不洗漱、不洗澡、不说话、不吃饭、不动弹。患者的这一症状也会影响到治疗，患者会表示不想治疗、不想去医院、不想吃药。即使看了医生后，也可能会因为患者不想做任何事情而放弃遵医嘱按时服药——患者并不是排斥药物或者拒绝治疗，甚至他本身非常希望能好起来，但因为抑郁症的缘故他不想做任何事情。

5. 焦虑紧张

焦虑和抑郁症状常常一起出现，主要表现为过度担心，担心的内容有些是可以理解的，也有些是不必要或者不可能出现的事情，例如担心考试考不过、出现意外等等。患者还会有紧张、坐立不安（坐不住，做几分钟就要站起来到处走动）、恐惧、心慌、心烦等。

6. 精神病性症状

抑郁症患者中也会出现精神病性症状。精神病性症状指的是幻觉和妄想，不代表是精神分裂症。幻觉主要是听幻觉，患者会听到别人听不到的声音，有的是模糊不定的声音，有的是人说话的声音。人说话的幻听内容一般是嘲笑、批评、指责患者，例如患者会听到有人对他说，"你好丑啊！""你真笨啊！""你有病啊！"。有些情况患者还可能会听到命令性的幻听，例如"你这么蠢，真该去死！"。这种情况下需要特别注意患者的安全，严重的患者无法分辨幻听的真实性而有可能按照幻听中的命令去做，又或者患者在长期听到贬低自己的声音后感到自己没有活着的价值。幻听带给患者的困扰非常严重，对患者来说幻听和实际听到的声音没有什么区别，要区分开来是非常困难的。如果你很难理解，你可以邀请一个人时不时冒出来在你耳边对你说："你这个蠢货！"你肯定坚持不了一天，而对于抑郁症患者来说这种情形会持续几周到几个月。

妄想，指的是患者非常坚信的一种与客观现实不符的信念，是一种病理性的信念。患者出现妄想时无法通过说理、举证等方式让他改变想法。抑郁症患者会出现的妄想包括罪恶妄想，患者坚信自己罪孽深重，应该受到惩罚，他会觉得自己不配过现在的生活，例如不吃干净、营养的食物而只吃剩菜剩饭，甚至是用自残的方式主动惩罚自己；无价值妄想，患者坚信自己毫无价值，没有一点用，对家庭和社会是巨大的负担；灾难妄想，患者坚信将会有重大的灾难发生在自己身上，他会因此非常的惶恐并做一些准备来预防灾难的发生。有些抑郁症患者也会出现被害妄想，他坚信有人要伤害自己，比如在水或食物中下毒。

7. 自杀想法和行为

抑郁症患者会出现自杀想法或者自杀行为。有些情况是因为难以忍受的痛苦而想要远离、逃避，他会表达希望自己"消失""不存在""从来没生下来过"，当痛苦长期持续患者无法忍受时，死亡就会成为他解脱的方法；有些情况是患者感到生活毫无意义，活着没有意思，"不如死了算了"；有些情况是患者认为自己的存在给别人造成很大的麻烦，自己是家人和社会的负担，自己死了会对家人和社会更好。

患者常常反复地思考和死亡、自杀有关的想法，有时候他会和身边的人讨论死亡或者自杀的话题，或者公开直接地表达自杀的愿望。当自杀愿望强烈的时候，他会查找资料了解并选择自杀方式，计划自杀的时间、地点。一部分患者会将想法变为行动，这些行动包括为自杀而做的准备工作和实施自杀。准备工作比如购买相关的物品、用具，到某个地方踩点，事先演练以熟悉自杀行动。除此之外他们还会写遗书、交代后事、和亲人朋友告别。

有些患者告别的方式非常隐晦，其他人难以觉察是自杀前的告别。当患者做好了准备工作，他最终就有可能发展成自杀行为。有的患者还会考虑到孩子在自己死后会受苦，于是会先把孩子杀掉再自杀，这种被称为扩大性自杀。

自杀想法和行为是抑郁症患者最严重、最危险的症状，自杀死亡是导致抑郁症患者死亡的唯一原因，因此抑郁症患者自杀是需要高度重视的问题。本书会在第五章进一步介绍如何预防患者自杀。

对小强来说，他的世界似乎变慢了很多倍，他觉得自己的思维总是跟不上别人。有一天老板问他一份工作资料收集得怎么样了，他发现自己需要思考很久才能回答上来。当他意识到这一点时，他很羞愧地告诉老板自己不清楚。这件事过了之后他一直很自责，他觉得自己特别的笨，脑子转不动了。他发现自己经常丢三落四，很多事情转头就忘，已经有不止一位同事提醒过他这一点。他的工作效率变得特别低，明明一整天都在工作，没有一丁点偷懒，结果下班的时候事情还没有做完，要知道这些工作量在以前只需要一个上午就能做完的。他也出现过不少失误，他明知道这些小失误对工作没什么影响，但他还是无法原谅自己，对老板和同事非常愧疚。在和同事交流工作时，他觉得自己的表达能力也出现了问题，常常一件小事他需要花很多力气才能说明白。最初他不确定自己说的话他们是不是听懂了，为此他需要反复确认。再后来他觉得自己沟通能力实在是太差了，开始尽量避免和同事交流。每天晚上睡觉前，他都会琢磨自己这一天的工作经历，找到那些没做好的地方，然后对自己大加批判，他认为自己就是一个无用之人。他很绝望。他想要改变，但是想来想去他都看不到任何改变的希望，他觉得自己这辈子永远都是一个失败者。

　　不知道从什么时候开始小强每天晚上都要失眠到凌晨三四点才能睡着，他躺在床上翻来覆去的，脑海里控制不住地想一些乱七八糟的事情，这些事情毫无意义，到第二天就会完全忘记。即使睡着了，他也觉得睡得很浅，早上又会醒得特别早。他 9 点钟上班，以前都是睡到 8 点多才起床，现在他不到 6 点钟就会醒过来，算一下时间每天只能睡两三个小时。这导致他白天的工作状态越来越差，经常很疲惫，有时候一天什么都没做他还是觉得特别累。如果领导给他分配任务，他就会明显感觉到头很痛。小强在吃饭的时候没什么胃口，原来他每天和同事一起吃午饭，现在到中午同事约他吃饭他也不想去，自己将就吃一点零

食，或者干脆什么都不吃。他的体重一下子从原来的154
斤减到了141斤。有好几个同事都对他说他看起来瘦了很多。

　　这种状态过了一个多月后，小强决定辞职休息一段时
间。在最初的几天他发现没了工作压力后自己的状态确实
好了一些。他去西藏旅游了一圈，回来后又跟着朋友一起
尝试了许多以前想做但没机会做的事情，钓钓鱼、打打羽
毛球等等。不过让他失望的是这些新鲜事物并没有引起他
的兴趣。他逐渐待在家里不出门，外出成为一件让他很排
斥的事情。他不想见到任何人，不想与人有任何交流，更
喜欢一个人待着。大多数时候他躺在床上，什么事情都不
想做，不想下床、不想说话、不想动，甚至不想吃饭喝水。
他只有在饿了的时候才去吃点东西，大多数时候他一天只
吃一顿，有时候也会整天都不吃饭。他看起来非常消瘦，
毫无精神，整个人脏兮兮的，蓬头垢面，靠近了都能闻到
一股臭味。

　　从表面看小强似乎一切平静，但小强的脑海里时时刻
刻翻涌着对自己的批评和指责。他一遍又一遍地回忆以前
在工作中的场景，他想得最多的是在一次会议上做的报告。
他花了很长时间准备，他仔细检查了每一页幻灯片，可是
在他正在报告的时候发现有一页幻灯片的字体忘记加粗，

当时他一下子紧张得说不出话来，他觉得所有人都发现了这个错误，他们一定认为他是一个不够严谨的人。他觉得自己蠢透了，这么小的一个错误竟然没有提前发现。有时候他还会想起早已忘记的多年以前发生的事情，比如六年前他还在上大一的时候，当时的室友穿了一件偏粉色的衣服，他笑话了室友一句。当时室友并没有表现出任何不满，但现在他突然觉得自己当时说的那句话太过分，于是他马上在微信上给室友发了一大段话道歉——这一行为显然让他的室友感到莫名其妙。而他在道歉后并没有感觉好一点，他仍然特别自责。

小强觉得自己的存在给别人带来了太多的麻烦，他活着就是一个笑话，认识他的人都知道他又蠢又笨。他觉得自己的人生毫无意义，活着没有什么价值。他苦不堪言，迫切地想要结束所有的一切。如果有可能他

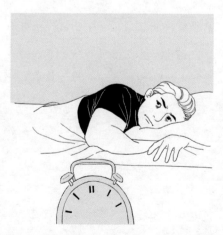

宁愿自己从来没存在过。突然有一天，一个结束自己生命的想法在脑海中闪了一下。当时他自己都被吓到了。他觉得自己不可能做出那样的事情，他想到了父母把他养这么大很不容易，他要为他们养老。他还有很多朋友，他舍不得他们。所以每次出现自杀想法的时候他都会压抑住，让自己不要想。但是自杀的想法总会时不时冒出来，这让他感到特别对不起父母。父母现在身体不好，他这次离职都没有告诉父母，怕他们担心自己。有时候他也会想，如果出个意外或者得一个不治之症死掉该多好啊，这样他就不用背负自杀的压力。自杀想法出现得多了，他开始忍不住在手机上查找自杀的方法。

有一天晚上，他睡不着觉，脑子里先是激烈地批评自己，后来自杀的想法又冒了出来，他努力控制自己不要去想自杀。过了一会儿他听到一个男人的声音对他说："你这个笨蛋，活着有什么用？你这样的人不如死了算了！现在厨房里就有一把水果刀，去死吧！"他听到之后更加绝望了，他走到厨房，拿起水果刀，朝自己的左手手腕割了下去。疼痛一下子让他清醒了过来，他看到血流了一地，吓坏了。他马上拨打了120，救护车把他送到医院急诊科。医生给他处理了伤口后，告诉他他需要去精神科住院治疗。

躯体症状

　　抑郁症患者在躯体上也会出现症状，包括睡眠问题、进食问题、精力下降、性功能问题，以及头晕、疼痛、心慌、出汗、胃肠道不适、尿频尿急等躯体上的不适。

1. 睡眠问题

　　抑郁症常常伴有睡眠问题，典型的表现包括入睡困难、睡眠浅、易醒、多梦，以及早醒。入睡困难指的是从上床闭上眼睛准备睡觉到实际入睡超过半个小时，很多患者一到两个小时都无法入睡，有的甚至通宵无法入睡，一直到第二天早晨才能勉强睡一小会儿。即使患者入睡后，大部分时候睡得比较浅，有一点声音就会被吵醒，醒了之后很难再继续入睡。部分患者会做很多梦，有时候会因为噩梦惊醒。由于多梦患者第二天会感到非常疲惫，精神状态很差。早醒指的是比平时早醒两到三个小时，是抑郁症比较明显的特点。此外，还有一部分抑郁症患者表现出睡眠过多，他们晚上即使睡得很足，早上也起不来床，白天也很容易犯困。有时候正在做着事情也会不知不觉地睡着了，严重影响正常的工作、学习，有些情况下还会造成严重事故（例如开车时睡着）。

2. 进食问题

食欲下降是抑郁症明显的表现之一，患者吃东西尝不出味道，以前喜欢吃的食物都没有胃口，缺乏饥饿感。即使吃饭也是勉强吃下去，有的患者到饭点也不想去吃饭，一天只吃一顿饭，有的甚至一两天都不吃饭。严重的话体重明显下降，甚至营养不良。患者还可能表现出完全相反的症状，即食欲亢进。患者无法控制自己的食欲，能够吃下特别多的食物，每次都吃得特别撑才停下来。有的患者还会在吃得特别撑了之后去催吐，然后再接着吃。有的患者为了避免被发现吃得太多，一般会在一个地方吃完之后换一个地方再继续吃。食欲亢进的患者在短期内体重会明显增加。

3. 精力下降

患者每天都感到非常疲惫、无精打采、疲乏无力，早上醒过来的时候感觉没有休息好，一天什么事情都没做仍然非常累。患者常常说"没有精神""很累""没有力气"。患者看起来很懒惰，这也是不了解抑郁症的人会批评患者的一个原因，他们认为患者的病是"闲出来的"，只要找点事情做抑郁症就会好起来。这完全是一种误解。

4. 性功能问题

一部分抑郁症患者会出现性欲下降或完全丧失性欲的现象，他们有的能够维持性生活，但无法从中体验到乐趣。

5. 其他躯体不适

常见的包括各部位的疼痛（头痛、背痛、腰痛、腿痛等）、头晕、心慌、多汗、消化功能紊乱等。伴有各种躯体不适症状的患者，大多是在其他科室就诊治疗无效后才转到精神科。

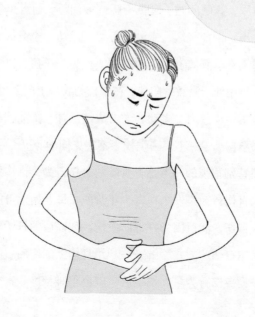

儿童青少年抑郁症表现

　　总体来说儿童青少年与成年人的抑郁症表现基本相同，但由于心理发育阶段不同，他们的抑郁症表现与成年人有一些区别。儿童青少年的抑郁症比较容易被忽视，很多家长大多误认为孩子过于顽劣，或者到青春期后变得叛逆。对于"不听话""叛逆"的孩子，家长们更应该重视沟通交流，关注心理健康，尽早甄别抑郁症。

　　除了典型的情绪表现之外，青春期前的儿童躯体不适更为突出，年龄越小躯体症状越多，例如头痛、头昏、胃痛、疲乏、胸闷、气促、遗尿、睡眠问题、食欲下降或增加等。而青少年则行为问题更为突出，例如吸烟、酗酒、打架、冲动、违纪行为、逃学、同伴关系不良、有离家出走的愿望或行为、孤独、退缩等。由于儿童青少年还处于受教育阶段，在学校的表现上问题也较为明显，上课无法集中注意力、多动、学习成绩下降、捣乱、不遵守课堂纪律、厌学、逃学、不想去学校、不想见同学等等。

　　需要特别重视的一点是青少年的自伤行为，许多抑郁症患者的第一次自伤行为是发生在青少年阶段。最开始他可能是看到同学中有人自伤，然后因为好奇而模仿，在以后的日子里难过的时候就会采用自伤的方式缓解——利用身体上的疼痛缓解心理上的痛苦。一旦自伤行为多次发生后，就会很难杜绝。青少年自伤的

位置大多是在左手手腕处，也有一部分青少年会在整个左手手臂
自伤。这些伤口大多数都比较浅，他们在自伤的时候会注意不要
留下疤痕，但如果不小心割深了就会留下明显的疤痕。有些青少
年为了避免被人看到，夏天也会穿长袖衣服遮起来。还有的青少
年会直接选择被衣服遮住的位置自伤。

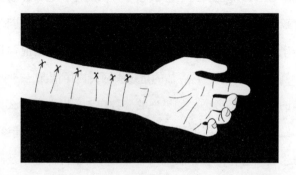

抑郁症心理测评量表

很多人在怀疑自己有抑郁症的时候会在网上找抑郁症测试量
表自己做测试，但网上很多不规范的量表做出的结果并不准确。
抑郁症相关量表的测评有一定的要求，如果不按照要求测评结果
就没有意义，比如抑郁症状一般是要求根据过去两周内的情况来

判断，很多人并没有注意到这一点。另外有些抑郁症量表不是自己做的，而是需要由受过培训的专业人员来给患者测评。心理测试的结果也应当由专业人员来解释，如果仅仅自己看结果的话很容易误读。

在这里我们推荐一个比较常用的评估抑郁症状的问卷——患者健康问卷（PHQ-9）。它是由患者自己测评，题目比较少，做起来比较方便，很多综合医院的门诊会用它做抑郁症的初步筛查。你在做患者健康问卷的时候，只需要根据你的实际情况勾选相应的选项就可以了。注意它评估的是过去两周内的情况，一个月前、几年前的情况不必考虑。如果你的分数在 4 分以上，那么你就要带着你做的结果去看精神科医生，由医生对你做进一步问诊评估，然后医生会结合你的临床表现判断你是否得了抑郁症以及严重程度如何。我们建议去看医生的原因是患者健康问卷只能作为初步筛查，不具备诊断功能，指导语部分介绍的程度分级也没有诊断意义——很可能你做出来的量表结果是重度抑郁，但医生给你的诊断是轻度抑郁。量表所依据的是心理测量学的基本原理，得出来的结果较为片面，只能作为医生诊断的参考依据之一。

患者健康问卷（PHQ-9）

指导语

　　该量表评估在过去的两周内，有多少时候你受到以下问题的困扰。量表评分方式：完全不会 =0 分，好几天 =1 分，超过一周 =2 分，几乎每天 =3 分。9 个条目得分相加，总分 0 ~ 4 分 = 没有抑郁；5 ~ 9 分 = 可能有轻微抑郁；10 ~ 14 分 = 可能有中度抑郁；15 ~ 27 分 = 可能有重度抑郁。请你根据自己的情况在对应的地方画 "√"。

条　目	完全不会	好几天	超过一周	几乎每天
1. 做事时提不起劲或没有乐趣				
2. 感到心情低落、沮丧或绝望				
3. 入睡困难、睡不安稳或睡眠太多				
4. 感觉疲劳或没有活力				
5. 食欲不振或吃太多				
6. 觉得自己很糟，或觉得自己很失败				
7. 对事物专注有困难，例如阅读报纸或看电视时				

续　表

条　目	完全不会	好几天	超过一周	几乎每天
8. 动作或说话速度缓慢到别人已经觉察，或正好相反，烦躁或坐立不安，动来动去的情况更甚于平常				
9. 有不如死掉或用某种方式伤害自己的念头				

抑郁症——孤独的痛苦

　　抑郁症的痛苦是一种孤独的痛苦，抑郁、绝望、苦闷、担忧、紧张、害怕、疑虑等等所有的一切都只发生在患者的主观世界里。只有患者本人才知道那些体验是多么的痛苦和煎熬，其他人很难体会，更无法分担。我有个心理治疗师朋友曾经有一段时间陷入严重抑郁之中，他告诉我们那种痛苦的感受很强烈，感觉身边发生了很大的变化，对周围的人都有一种很奇怪的感觉。让他感到特别惊奇的是，那段时间过去后他再也无法回忆起或者想象那种痛苦。这段经历给了他一些启发，过去他在倾听患者讲述痛苦时他以为自己能够感同身受，现在他意识到他很可能永远都不能体会患者的痛苦，除非他自己也成为一名抑郁症患者。

　　抑郁症的痛苦不像外伤，患者可以指给其他人看，也不像其他躯体疾病可以拿出标明异常的检查报告，即使看不懂报告也能理解病情的严重。抑郁症的躯体检查结果基本都是正常的，心理测评的结果也很容易被怀疑准确性——因为那些题目可以随便回答。看完这一章的介绍，你会发现基本所有的描述都是主观的，没有一个客观的检查指标能够证明一个人得了抑郁症。因此，抑郁症患者经常面临的情况是，一方面独自承受抑郁的痛苦，没有人能够分担；另一方面又承受着外界的质疑，而且大多是来自最亲密的人的质疑。他们通常不会主动告诉别人自己得了抑郁症，因为他们大概能够预期到别人的反应："啊？你有抑郁症？完全看不出来啊？你怎么会得抑郁症？"来自外界的质疑多了以后，有时候患者本人也会怀疑自己到底是不是得了病，因为从表面上看他确实像一个健康人，而即使内心里的痛苦惊涛骇浪，他也能表现得风平浪静，甚至完全是一副活泼开朗的样子。这种外在的"正常"让患者对自己产生怀疑，责备自己装病、矫情。

　　抑郁症患者大概率不会和一个积极快乐阳光的人相处得下去。身边的人满是幸福快乐时，并不会带动满是抑郁绝望的患者幸福快乐起来，只会让他内心体验到更深的孤独。他人的理解对抑郁症患者尤为重要。在医院里患者和患者之间往往会成为朋友，因为他们懂得对方的痛苦，能够找到共同语言。很多家属并不希望患者和其他患者交流过多，他们担心患者之间交流的负面情感多了导致病情加重。不可否认这种担心是有必要的，患者会因为朋友的崩溃而崩溃。不过从另一个角度来说，患者与患者之间的相互理解对他们来说也非常有支持性，这种支持理解对于一部分患者来说甚至是极为珍贵的——很多精神科医生都会鼓励病友之间互相交流。

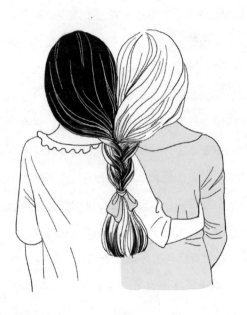

得了 抑郁症 该怎么办?

第三章

　　小敏在床上已经躺了一个多月了，她每天一睁眼就望着天花板，不知道在想些什么。她今年考上了大学，读了两个月后因为学习状态不好休学在家。休学前她上课无法集中注意力听讲，课程又太难，作业做不完，期中考试成绩都不及格。无奈之下小敏和父母商量想要休学，父母答应了她。她本来以为回到家里，不再需要面对困难的学习任务后，自己的心情会好一些。她尝试着调整自己的心态，玩玩游戏，看看搞笑的综艺，也去旅游过几天，但是她觉得没有丝毫的兴趣，感受不到一点快乐。父母劝她多出去，和人多交往，她很排斥，不愿意见外人。她觉得自己本来都考上了大学，却回到家里一直待着什么都不做，每次想到这里她就很自责。她不知道自己该怎么办，试过很多办法，就是没能摆脱出来。她想起休学前学校老师曾建议她去看精神科医生，她和爸妈提过一次，但爸妈不同意，觉得她只是学习累了，在家休息一下就好。

　　在12月份的一天早上5点多小敏就醒了，她想到又要痛苦地活上一天就感到特别的煎熬。死亡的想法已经在她脑海里盘旋了一个多月了。她觉得自己活得这么痛苦，明明考上了大学却还是这么没用，就像是行尸走肉一样，活着又有什么意义呢? 死亡的想法一直盘旋着，她琢磨了很多种死亡的方式。一天她趁爸妈上班不在家，在厨房用刀往自己手腕上割了一刀，然后她看到血流了一地，把她吓坏了。她赶紧给爸妈打了电话，父母回到家后赶紧带她去了医院。

小敏告诉了医生她这几个月以来的感受，医生给她诊断为重度抑郁发作，开了一种叫作盐酸舍曲林的药，让她每天吃一颗。开始吃药的前两天她感到特别头晕、犯困，好在医生提前告诉了她会有副作用，她坚持着忍耐过去，到第五天的时候就没那么不舒服了。医生让她两周复诊一次，每次复诊医生都会调整她的药量。两个月后她的状态慢慢好了起来。大部分时候她是开心的或是比较平静的，偶尔会心情很差。她知道自己正在改善，自己马上就要好起来了。

对小敏来说，吃药是一种让她感到很失败的事情，让她觉得没有能力掌控自己才不得不吃药。吃药的感觉也让她很奇怪，好像那些药能控制她似的，吃下去她的心情就变好了。她的爸妈最初是不愿意让她吃药的，他们觉得那些药会让她上瘾，尤其是医生告诉他们要吃一两年才能停药更让他们担心。他们害怕药物会对大脑造成损伤。小敏还要回去上大学，万一脑子坏了不能正常上学怎么办？出于对药物的排斥和担心，等到 5 月份小敏看起来一切正常后，他们商量了一下便停了药，准备开始新的生活和学习。小敏计划在 9 月份复学。

　　然而，事情的发展并没有像他们预料的那样完美，在停药刚刚一周后，小敏的状态就变得特别糟糕，她觉得既然自己原来好过一段时间，那么这次就一定能调整好自己。爸妈也鼓励小敏积极调整，为她加油打气，同时也尽量满足她的所有要求。在停药一个月后，小敏又一次自杀未遂，这次爸妈终于意识到问题的严重性，立刻带小敏去了医院。他们告诉了医生停药的事情，医生批评他们一顿，再三叮嘱一定要遵照医嘱按时按量服药，禁止私自减药停药。考虑到小敏 9 月份就要开学，医生建议住院治疗。经过这次停药风波后小敏和爸妈坚定了按照医生的意见坚持治疗的决心，为小敏办理了住院。医生告诉他们，只要小敏能够按时按量吃药，她完全可以像其他同学一样正常上学。

　　得益于近几年广泛的抑郁症科普宣传，很多人已经了解抑郁症是一种心理上的疾病。但对于大部分人来说，在怀疑自己有抑郁症的时候他们更愿意"自己调整"：休息、娱乐、运动、旅游，少做点工作、学习，或者将时间排满，做更多的事情，让自己忙碌起来；寻求家人朋友的安慰、支持，和他们见面、吃饭、聊天，或者和他人保持距离，享受独处；放弃努力多年的目标、梦想、价值和意义，或者振作起来，重新规划人生。虽然不能完全否定这些方法的作用，有些时候自己调整是有用的，但有些时候也存在让病情进一步加重的可能性，例如一个抑郁失眠的人通过喝酒放松、助眠（长期睡前饮酒会导致酒精性脑病），或者一个人因为没有达到目标而抑郁后，变本加厉地鞭策自己。抑郁症患者自助是非常值得鼓励的，有种观点认为抑郁症意味着生活中出现需要调整的问题，改变生活中的一些方面确实有助于抑郁症的康复。同时，我们应该特别重视的一点是，抑郁症是一个医学和心理学问题，应当向专业人员求助。在本章中，我们重点为你介绍在怀疑自己有抑郁症之后你可以寻求哪些专业帮助。

在国内心理健康服务领域只有三类专业人员，分别是：精神科医生、心理治疗师和心理咨询师。

📢 精神科医生

精神科医生指的是接受医学专业训练、具备执业医师证书、在医疗机构工作（公立或私营医院、诊所）、有诊断权和处方权的专业人员。精神科医生是唯一能够诊断一个人是否患有抑郁症的专业人员。精神科医生对抑郁症的治疗以药物治疗为主，物理治疗为辅。部分接受过心理治疗训练的精神科医生能够做心理治疗。

心理治疗师

心理治疗师指的是接受心理学专业训练、具备国家卫生健康委员会发放的初级或中级心理治疗师职称证书、在医疗机构工作（公立或民营医院、诊所）的专业人员。心理治疗师没有诊断抑郁症和开处方药的权力，只能为患者做心理治疗。心理治疗师运用心理学的理论和技术，主要以谈话的方式治疗抑郁症，部分心理治疗师会借助绘画、音乐、沙盘等工具。

心理咨询师

心理咨询师指的是接受心理学专业训练、运用心理学的理论和技术、以谈话为主要方式促进来访者心理健康的专业人员。心理咨询师没有诊断和治疗抑郁症的权力。过去由中华人民共和国人力资源和社会保障部发放三级、二级心理咨询师证书，2017 年后该证书取消，政府部门不再发放心理咨询师证书。目前社会上各类民间机构自行发放培训和资格证书，其中最为规范的是中国心理学会临床与咨询心理学专业机构和专业人员注册系统发放的注册心理师证书。法律没有规定心理咨询师须在固定的场所执业，心理咨询师多在心理咨询公司、高校心理中心、网络平台或个人工作室执业。

那些持有其他名号的人士

"心理医生"是一个俗称，在国内并不是一个规范的职业名称。我们猜测人们在使用"心理医生"时，指的是那些为人们的心理健康提供服务的专业人员，狭义的特指精神科医生，广义的既包括精神科医生，也包括心理治疗师和心理咨询师。有些精神科医生为了消除人们对精神疾病的误解和歧视，会专门自称心理医生。严格来说，"医生"应该仅限于具备执业医师资格证书，并在医疗机构注册行医的专业人员，也就是说"心理医生"应特指精神科医生。

不是心理咨询师而仅仅带有"心理专家""心理学教授""心理老师""心灵导师""情感专家""心理学科普作家"等等名号的人士，能够为你传授心理学知识，但无法为你提供心理咨询服务。一方面心理学是一个大学科，有很多的亚专业（如发展心理学、社会心理学、认知心理学等等）与抑郁症专业相差甚远，他们根本无法胜任心理咨询工作。另一方面，只做教学、科研、写作、科普、宣传或其他工作的心理学专业人员，缺乏心理咨询的训练和实践经验，同样无法胜任心理咨询工作。如果你看到有些专家讲课或者科普非常吸引你，你愿意信任他，我们建议你决定找他做心理咨询前一定要确认他的心理咨询胜任力（具体方法后文有介绍）。

精神科的治疗

精神科与精神病专科医院

假如你有符合抑郁症的症状或者怀疑自己患上抑郁症，你一定要下定决心去看精神科医生。你可以去当地的精神病专科医院，或者综合医院的精神科。精神病专科医院名称各异，例如某某市精神病院、精神病防治医院、精神卫生中心、精神医学中心、心理健康中心、心理卫生中心，有些则是某某市第 × 人民医院，例如成都市第四人民医院、杭州市第七人民医院。综合医院的精神科也是有好几种叫法，例如精神科、心理科、临床心理科、心理卫生科、心身（医学）科、心理卫生中心等等。特别提醒一下，抑郁症并不适合到神经内科就诊。有些人会认为自己是"神经衰弱"就去看神经内科，这是一种误解。

当你去公立的精神病专科医院或者综合医院的精神科，一般不会有问题。但如果你是在网上搜索抑郁症，看到一家精神病医院网站宣传精美，你第一次去看了医生后，他给你开了很多检查、三种以上的药，交费特别多，那么你很可能找错了医院。抑郁症的用药原则是尽可能单一用药，无效时换药，换药无效时再考虑两种抗抑郁药联合使用，所以你第一次去看医生的话，一般情况下医生只会开一种抗抑郁药，如果你有睡眠问题就加一个助眠药，有些医生还会开一种中成药。这样最多只有三种药。当你看到医生的处方单上超过三种药时，你就需要认真地辨别一下。当然如果你不是第一次看病，复诊时医生会根据你的情况调整用药，用药就会更复杂一些，特别是抑郁症反复发作的情况下药品种类会比较多。

第一次看医生

在看精神科医生之前你可能会有些顾虑，医生会不会认为我疯了？是不是要把我关起来？他会不会觉得我太蠢了，连这么简单的事情都处理不好？我有那么严重吗？我需要说些什么？我需要告诉医生那些难以启齿的事情吗？告诉医生会有用吗？就过程而言，看精神科医生和看其他科的医生没有太大的区别，如果你有过其他疾病就诊的经历，回想一下或许能让你放松一些。精神科医生不会用异样的眼光看待你，也不会对你抱有任何偏见，接待病人是他们的工作，就像你所从事的工作一样。如果你不是自愿来看医生的，也没关系，医生不会强迫你做些什么，他们都会在征得你的同意之后才会给你开药或者采取其他治疗方式——除非你已经陷入严重的自杀风险，而你的监护人同意医生的治疗。

简单来说，当你进入诊室后医生就会问你为什么来医院，你可以告诉他你主要的苦恼、担心或者不对劲的是什么。接着医生会继续问你一些问题以了解更多的细节，例如你的心情是什么样的？第一次发病时是什么样的背景环境？当时发生了什么？什么情况下你的症状会更明显（更抑郁）？这些症状从什么时候开始的？有多久了？症状是否出现过变化？是否发生了什么重要的事情？这件事和你的抑郁存在什么样的联系？对你日常生活工作、学习的影响大小？大多数问题都是开放性的，你可以按照自己的感受想法回答。当你表达有些困难时，有些医生也会提供一些选项供你选择。医生在这个对话的过程中做的就是精神检查（面谈检查）。除了和你对话之外，医生还会通过观察你的衣着、神情、语速等等来辨别你的精神状况。医生还会让你做一些辅助检查，包括心理测试、躯体检查、实验室检查（血液、尿液检查）或特殊检查（磁共振、CT）等等。然后他会告诉你初步的诊断，给你开处方药，告诉你药品应该怎么吃。最后他会让你回家先吃一段时间观察效果，两周或一个月后再来复诊。如果他觉得你的情况比较复杂、需要进一步仔细观察评估，或者你的情况比较严重、门诊治疗效果很差，他会询问是否愿意住院治疗。

许多人觉得精神科医生的诊断不靠谱，医生随便问几句话就说是抑郁症，实际上这个面谈的过程是在对你的精神状况进行检查。精神检查（面谈检查）是一个专业的过程，需要接受过专业的训练才能胜任。精神障碍确实依赖患者的主观报告和医生的主观判断——精神科的检查和诊断中主观报告和主观判断非常重要！

积极提供信息

你可以在看医生之前先想好以下问题的答案，这样你就可以尽量详细地向医生介绍你的病情。

1．一句话说明我为什么来看医生。

2．让我觉得不对劲的地方是什么？

3．我的心情是什么样的？我做事情的兴趣如何？生活中我能体验到快乐吗？

4．这些问题持续有多久了？一个月、两个月、半年、一年？最早是从什么时候开始的？

5．以前有过类似的情况吗？中间有过缓解吗？

6．我的饮食、睡眠如何？最近体重有变化吗？

7．生活上我能正常照料自己吗？我能正常学习或工作吗？我能正常和人交往吗？

8. 我想过伤害自己或自杀吗? 我具体是怎么想的? 我查阅过自杀的信息吗? 我想过用什么方式自杀吗? 我购买过用于自杀的工具吗? 我制订过自杀的计划吗? 我付诸过行动吗? 我是否曾经自杀过? 我自杀过几次? 我觉得我以后继续自杀的可能性有多大?

9. 我的身体有什么不舒服的地方? 是什么样的感觉? 疼痛感、烧灼感、压迫感, 还是其他的?

10. 我(女性)的月经规律吗? 月经前后情绪状态怎么样?

11. 我之前得过什么病吗? 我正在吃些什么药?

12. 我有什么特别担心或忧虑的事情吗?

13. 我吸烟吗, 一天吸多少支? 我饮酒吗, 饮酒频率和饮酒量是多少? 我服用过成瘾的药品、毒品吗?

14. 我的亲戚中, 有人得过抑郁症吗? 有人自杀未遂或自杀死亡吗?

也许你在阅读了本书后对抑郁症的临床表现有了足够多的了解, 对自己的精神状态有了一个大致的判断, 不过我想提醒你的是, 在医生问你为什么来医院的时候, 不要直接回答你对自己精神状态结论性的判断，不要使用类似"我得了抑郁症""我现在是抑郁状态""我兴趣丧失""我快感缺乏"。这些术语看起来很专业，但无助于让医生了解你的精神状况。这些术语是结论性、概括性的，当具体到每个人身上时有着巨大的差异。因此，在你向医生介绍病情或者回答医生的问题时，你应该尽量使用描述性的语言，比如"我心情很差""我最近一直闷闷不乐，每天都感觉很糟糕，特别难受，晚上的时候经常无缘无故地哭""我很疲惫，提不起精神""我吃不下饭，没有胃口""我晚上睡不着觉"。你的体验、感受、心情、想法等等，真实情况是什么样子，就原封不动、直接而坦诚地描述给医生。

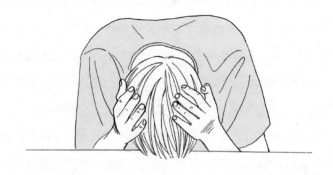

当医生询问你的状况从什么时候开始出现或者有多长时间的时候，最好使用某年某月的格式，或者直接说有一个月、两个月、半年时间。避免使用"我刚毕业的时候""我结婚的时候"这种根据个人重要事件记录时间的方式，因为医生并不清楚这些事件的发生时间，他就需要再多问几句话——如果时间紧张，会影响你们的效率。如果你觉得这些重要事件和你的病情是有关的，你可以这样说："从去年我刚毕业的时候开始出现的。"医生就既能获得时间信息，又能准确把握到"毕业"和你病情的关系。

医生会持续地向你提问，注意认真倾听医生的问题，然后坦诚地回答。即使你认真准备了前面的每一个问题，即使很显然你介绍的所有病情都符合抑郁症特征，医生仍然会问你很多其他的问题。精神障碍的评估诊断是一个复杂、专业的过程，医生对症状的理解比你更深入，有些症状不只是抑郁症才会有，也存在其他精神障碍的可能性。

一些书面的材料也可以作为病情信息提供给医生，例如日记、随笔等等。网上交流的聊天记录、微博、朋友圈、博客等等能够反映你内心想法感受的材料也很有用。医生能够从这些信息中观察到你在来医院之前生活中的认知、情绪、思维等等精神状态。

如果这一次不是你第一次体验到严重的抑郁，例如几年前或十几年前你也有过一段时间和现在很相似，那么你需要告诉医生。如果你当时就吃过药，那么也要告诉医生当时的诊断是什么、有什么样的症状表现、吃的什么药、其间康复的时间有多久、状态如何等等。如果你曾被诊断过其他精神疾病，例如焦虑症、惊恐障碍、精神分裂症等等，也要告诉医生。最好是把以前看病时的病历、检查报告、药品包装盒等等都拿给医生看。所有的这些信息对于医生确定你现在的诊断和用药都是非常重要的。

　　我们建议你邀请平时与你相处时间较多、对你比较了解的人陪同你一起去看医生，比如你的爱人、父母、室友、亲密的朋友。有些时候一些行为表现你可能自己不会察觉或者不认为属于异常，比如长时间地发呆、不由自主地唉声叹气、莫名其妙地发火，只有长时间和你相处的人才能发现这些不对劲的地方。所以其他人对你的观察也是需要提供给医生的重要信息，他们还可以提供那些你可能忘掉的重要事件。即使你们之间对你的病情意见不一致也没关系，你们都把想要表达的告诉医生，医生会综合考虑。你放心，医生不会偏信谁，也不会像法官一样宣判你们谁对谁错。假如陪同你看病的人并没有和你住在一起，对你的状态并不了解，可能就无法向医生提供有用的信息了。不过如果你觉得只有他陪着你才能感到安心和放松，那就让他陪着吧！

坦诚与医生合作

一定要向医生坦诚地介绍所有的信息，不要欺骗或隐瞒重要的信息。坦诚面对你的诊断、治疗以及后续的康复非常重要，否则受影响的只会是你自己。抑郁症的特点注定了精神科医生只能相信你的主观报告，如果你隐瞒了重要信息，那么就存在误判的可能，在此基础上的治疗方案也就可能不适合你。你会怀疑医生的能力和他开给你的处方药——因为你知道你并没有把全部信息都告诉他，所以很可能你也不会遵照医嘱服药，或者即使服药也没什么效果。如果你有些事情说不出口，比如担心被家人知道，你可以请你的家人先离开诊室再告诉医生。如果你是因为害羞或者羞愧而担心医生评价你、用异样的眼光看待你，你可以放心，医生一般都会将注意力放在鉴别你的异常精神现象上，不会因此而厌恶、排斥或歧视你。尽量向医生坦诚，因为只有医生了解到足够详细的信息，他才能够做出恰当的诊断并选择合适的药物。

辅助检查

也许你已经了解过精神障碍无法通过血液检查、B超、心电图、脑电图、CT 或者 MRI 等等检查出来，但是医生仍然会给你开这些辅助检查。如果你住院的话检查会更加全面。这是因为一方面抑郁症和躯体健康并不是截然分开的，需要通过辅助检查评估你的躯体健康状况。还记得前面的问题里有一项就是专门询问你的躯体健康状况吗？如果你存在躯体健康问题，那么既有可能是你的抑郁状态导致了躯体健康问题（例如营养不良、体重下降），还有可能是你的躯体健康问题导致了你的抑郁状态（例如慢性病、疼痛）——这两种情况都需要同时处理抑郁症和躯体问题才有助于抑郁症的康复。另一方面，抑郁症的诊断还需要排除躯体器质性因素，因此需要辅助检查。有一类精神障碍就是由于躯体疾病导致的精神障碍，尤其是脑部的疾病如颅内感染、肿瘤等等。这类精神障碍属于器质性精神障碍，在躯体疾病治愈后异常的精神症状就会随之消失。此外，精神科药物的代谢会影响肝肾功能，

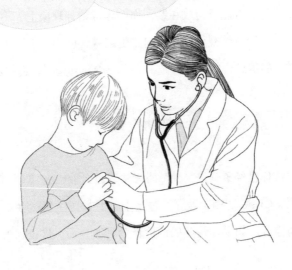

需要定期检查了解肝肾功能以帮助医生合理用药。因此,躯体辅助检查对抑郁症患者非常必要。

当然,医生也会为你安排各种类型的心理测评。除了常见的评估抑郁、焦虑症状的量表之外,还有专门的量表评估你的人格特征、应对方式、人际关系、生活事件、睡眠质量等等。如果医生为你安排了心理测评,你可以请医生为你解释测评的结果。

初步诊断

抑郁症的诊断对患者来说有着重要的意义。在确诊之前,经历的那些痛苦绝望,让患者陷入无助的深渊——他不知道在自己身上发生了什么,对自我以及存在的意义产生深深的怀疑。幸运的是,精神科医生告诉患者,他经历的所有不幸都是因为抑郁症这个罪魁祸首。"抑郁症",简单的一个名称让患者知道过去的那些痛苦无助都是有原因的,很多患者忍不住松了一口气。既然是因为抑郁症,那肯定就有办法治疗吧!是的,抑郁症有办法治疗!

在介绍治疗之前,我们先说明一下医生给你的诊断。有很多人将心理测试的结果误认为抑郁症的诊断。我们在工作中让来访者出示诊断书时,他们会给我们一张汉密尔顿抑郁量表或者抑郁自评量表的报告(这两种是医院常用的抑郁心理测试量表)。你需要知道的是,心理测试的结果并不是正式的诊断,测试结果反映的是你在做测试时（通常是近两周）的抑郁情绪严重程度，依据的是心理测试量表本身的测量标准。医生会将心理测试的结果作为诊断的依据之一，但不会完全依赖心理测试。另外，由于患者的精神状态在变化，如果心理测试的时间已经过去比较长时间，那么测试的结果也就没有了参考价值。还有不少人因为对诊断不了解会产生误解，特别是对"抑郁状态"这一症状学诊断。我们碰到很多人，不仅仅是患者和家属，也包括一些心理咨询师同行，他们看到医生的诊断是抑郁状态，就认为抑郁轻微，还不算是抑郁症。"抑郁症"是一种统称，包括症状学诊断（抑郁状态）和疾病分类学诊断（抑郁发作、复发性抑郁障碍、恶劣心境等）。

症状学诊断

由于精神障碍的病因不明，因此目前还无法从病因的角度给出诊断，精神障碍的诊断采用症状学分类的方法，即根据症状给出诊断。这样可以避免病因的争论，例如在病因上有些人可能以生物学因素为主，有些人则可能以心理社会因素为主，但在症状表现上都属于抑郁症。如果医生根据现有的信息暂时无法明确疾病分类学诊断，需要更多的时间观察收集资料，先给出一个症状学诊断有助于及时采取治疗措施。当医生给出"抑郁状态"时即是出于这种考虑，根据这个诊断可以先给你开抗抑郁药，你先服用一段时间以观察效果。在后续复诊时医生会进一步收集信息，你可能会明显改善，可能会没什么变化，也可能变得更严重，还有可能因为你的症状变成以焦虑情绪为主而修改为"焦虑状态"。这样就为医生保留了观察和修改诊断的机会——因为每个人的症状都非常个人化，同时又会随着精神障碍的发展而不断变化。很多患者会因为诊断的不确定而拒绝服药，或者服药后效果不明显，又或者病情更加严重，因而不信任精神科医生、拒绝复诊。也有些患者辗转多家医院，希望能找到一个"有水平"的医生（或者为了验证诊断的准确性），有时候他们确实会得到不同的诊断和治疗方案，这让他们更加怀疑精神科医生。实际上他们既忽视了自身疾病发展的复杂性，也忽视了精神障碍症状学诊断的特点。

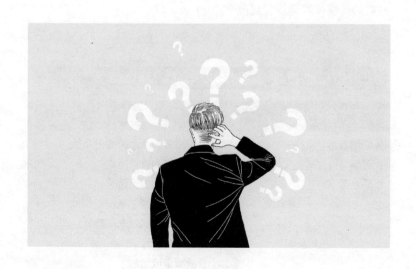

疾病分类学诊断

医生在收集足够的信息并进行综合分析后，会给出疾病分类学诊断。在第二章介绍过医生判断正常与异常需要参考精神障碍诊断标准，就是精神障碍分类系统。国内精神科医生在诊断时使用的是国际疾病分类系统第 10 版（ICD-10）。在该分类系统中，使用的是"抑郁发作"这一名词，根据症状的数量、类型以及严重程度，分为轻、中、重度抑郁发作；根据发作的次数，可分为单次抑郁发作和复发性抑郁障碍；根据是否伴发精神病性症状，分为伴/不伴精神病性症状。以下内容摘自国家卫生健康委员会发布的《精神障碍诊疗规范 2020 年版》。

ICD-10 诊断抑郁发作的核心症状及附加症状条目

核心症状	附加症状
A 心境低落 B 兴趣与愉快感丧失 C 易疲劳	①集中注意和注意的能力降低； ②自我评价和自信降低； ③自罪观念和无价值感； ④认为前途黯淡悲观； ⑤自伤或自杀的观念或行为； ⑥睡眠障碍； ⑦食欲减退或增加

编码	诊断条目	症状学标准	病程标准	严重程度标准	排除标准
F32.0	轻度抑郁发作	核心症状 2 条 附加症状 2 条	至少两周	对社会功能造成一定困难	除外脑器质性疾病、躯体疾病、某些药物和精神活性物质等引起的继发性抑郁
F32.1	中度抑郁发作	核心症状 2 条 附加症状 3 条		对社会功能造成相当困难	
F32.2	重度抑郁发作，不伴精神病性症状	核心症状 3 条 附加症状 4 条		社会功能几乎不可能继续进行	
F32.3	重度抑郁发作，伴精神病性症状	F32.2 基础上伴有妄想、幻觉或抑郁性木僵		同 F32.2	
F33.0	复发性抑郁障碍目前为轻度发作	目前符合 F32.0	既往至少两次发作，之间有几个月无明显心境紊乱；本次发作至少两周	同 F32.0	
F33.1	复发性抑郁障碍目前为中度发作	目前符合 F32.1		同 F32.1	

续　表

编码	诊断条目	症状学标准	病程标准	严重程度标准	排除标准
F33.2	复发性抑郁障碍，目前为不伴精神病性症状的重度发作	目前符合 F32.2	既往至少两次发作，之间有几个月无明显心境紊乱；本次发作至少两周	同 F32.2	除外脑器质性疾病、躯体疾病、某些药物和精神活性物质等引起的继发性抑郁
F33.3	复发性抑郁障碍，目前为伴精神病性症状的重度发作	目前符合 F32.3		同 F32.2	
F33.4	复发性抑郁障碍，目前为缓解状态	目前为缓解状态		目前的社会功能正常	
F34.1	恶劣心境	长时间的低落心境，目前不符合 F33.0 或 F33.1，但既往曾符合 F33.0 标准	数年甚至终生	尚能应付日常生活中的基本事务	

共病诊断

有时候一个诊断并不能解释患者所有的临床表现，例如既有焦虑又有抑郁的情况下，医生就会给出"焦虑状态"和"抑郁状态"两个诊断（更多的时候合并为"焦虑抑郁状态"）。当患者存在幻觉、妄想症状的时候，也会有"幻觉、妄想状态"的症状学诊断。共病诊断之间有的相互之间没有任何联系，有的可能存在共同的病理基础（例如抑郁症与酒精成瘾），有的则是先后出现的（例如先有焦虑症后有抑郁症，或相反）。给出共病诊断后，医生就可以全面考虑患者的临床表现，确定治疗的范围。存在共病时，患者的病程可能更长、自杀风险更高、抗抑郁药治疗效果更差，因而医生也会针对性地制订治疗计划。有些患者看到两个诊断就会抱怨医生水平差，诊断都没搞明白，一会儿焦虑一会儿抑郁，因此不信任医生。要知道，共病诊断也是精神科的一个特点。抑郁症常见的共病除了焦虑症之外，还有物质成瘾（吸烟、酒精、药品毒品等）、人格障碍、进食障碍等。

抑郁症的治疗

在确定诊断后，下一步就是治疗。抑郁症的治疗以药物治疗为主，辅以物理治疗、心理治疗。抑郁症的治疗有三个目标：消除症状、恢复社会功能、降低复发风险。抑郁症给患者造成了巨大的痛苦，因此先需要尽快消除症状。症状缓解后患者的社会功能会随之逐步恢复。对患者来说，评估社会功能的恢复状况与评估症状同样重要。由于抑郁症是一种反复发作的疾病，复发性比较高——抗抑郁治疗后约有一半的患者在两年内会复发，因此治疗目标之一是降低以后复发的风险。为了达到抑郁症治疗的三个目标，治疗需要花比较长的时间，可分为三个阶段。

1. 急性期治疗

需要 8 到 12 周，以消除抑郁症状为主，同时促进患者社会功能的恢复。在治疗初期医生会根据患者对药物的反应不断调整，以期尽快达到合理有效的方案。从开始服用药物到药物起效一般需要 2 周到 1 个月。

2. 巩固期治疗

需要 4 到 9 个月，以防止病情复燃为主。这期间患者病情不稳定，症状容易复燃。复燃的意思是患者在尚未达到痊愈之前或者在治疗有效的 6 个月到 9 个月之内症状再次加重。有一些患者在这个阶段感到没什么症状了，以为自己好了，就自行停药，一两个月后症状加重，这种情况并不属于复发，而是他根本没有痊愈，还处在原本的抑郁发作病程中。

3. 维持期治疗

需要的时间目前没有一致意见，一般认为至少两到三年。持续规范地维持治疗可以有效地预防复发。如果患者在维持治疗期间病情稳定，没有诱发因素存在的话，可以在医生的指导下缓慢减药直至停药，一旦复发应及时恢复治疗。如果患者是多次发作、病情较复杂、残留症状明显的话，建议长期维持治疗。

药物治疗

1. 抗抑郁药物

　　抗抑郁药通过增强大脑的神经递质系统功能来治疗抑郁症。在大脑中约有 1000 亿个神经元（神经细胞），神经元和神经元之间通过突触联系。我们的大脑中每时每刻都在传递着神经信号，神经信号在一个神经元内部是通过电信号传递的，当信号从一个神经元传递到另一个神经元时则需要通过突触中的神经递质：一个神经元的神经信号传递到突触时，突触前神经元就会释放出神经递质到突触间隙，突触间隙中的神经递质与突触后神经元上的受体结合，就把信号传递给了下一个神经元。神经递质在发挥完作用后就会再被摄取到突触前神经元里，为下一次传递信号做准备。当一个人大脑中突触的神经递质系统（主要是去甲肾上腺素、5- 羟色胺、多巴胺）传递信号的功能降低时，例如突触间隙中的神经递质的含量过低，或者受体的数量减少、功能异常，个体就会表现出抑郁的症状。抗抑郁药主要的作用就在于阻止突触前神经元对神经递质（去甲肾上腺素、5- 羟色胺、多巴胺）的再摄取，从而使突触间隙中的神经递质含量升高，高水平的神经递质会改变受体，使受体对神经递质更加敏感，或者使突触后神经元上的受体数量增加，从而可以更有效地传递神经信号。这个过程一般需要两周到一个月，也就是抗抑郁药起效的时间。

抗抑郁药除了增强神经递质系统功能外，还能保护大脑免受抑郁症的伤害：促进大脑产生新的神经元和建立新的突触联系。这是因为大脑具有可塑性，成年人（甚至是老年人）的大脑仍然会有新的神经元和突触联系产生。通俗一点理解，如果抑郁症患者不接受治疗，抑郁症会持续损害他的大脑，他对自我、周围世界和未来的消极的看法、思维方式等等会持续影响着他的大脑新的神经元和突触联系，而抗抑郁药可以阻断患者产生"抑郁症式"的神经元和突触联系。患者在症状改善后，大脑可以产生"更积极健康"的神经元和突触联系。很多患者和家属担心药物会损害大脑，实际上损害大脑、让患者变"笨"的是抑郁症，药物是在保护大脑。

抗抑郁药中使用得最广泛的是选择性 5- 羟色胺再摄取抑制剂，包括西酞普兰、艾司西酞普兰、氟西汀、氟伏沙明、帕罗西汀和舍曲林。当你第一次去看医生时，很大概率医生会给你开这六种药物中的一种。根据这一类药物的名字可以判断出他们治疗抑郁症主要是通过抑制突触中 5- 羟色胺的再摄取。选择性 5- 羟色胺再摄取抑制剂适用于各种抑郁症患者，它们之间有一些细微的不同，例如帕罗西汀对伴有焦虑的抑郁症比较适合；舍曲林除了适用于成人，也适用于儿童青少年；氟伏沙明有一定的睡眠改善作用。选择性 5- 羟色胺再摄取抑制剂的主要副作用包括恶心、腹泻、便秘、失眠、不安和性功能障碍等，这些副作用是可以耐受的，持续时间也比较短。具体到不同的患者身上副作用会有些差异。

常用的抗抑郁药还有 5- 羟色胺和去甲肾上腺素再摄取抑制剂（文拉法辛、度洛西汀）、去甲肾上腺素和多巴胺再摄取抑制剂（安非他酮）、选择性去甲肾上腺素再摄取抑制剂（瑞波西汀）、5- 羟色胺阻滞和再摄取抑制剂（曲唑酮）、去甲肾上腺素能及特异性 5- 羟色胺能抗抑郁药（米安色林、米氮平）和褪黑素能抗抑郁药（阿戈美拉汀）。也许通过这些药物类别名称你可以猜出它们的作用机制。

以上这些药物都属于新型抗抑郁药，是目前治疗抑郁症的首选药物。除了新型抗抑郁药，还有传统抗抑郁药，包括三环类抗抑郁药和单胺氧化酶抑制剂，其作用机制也在于调节神经递质系统。三环类抗抑郁药是在新型抗抑郁药出现之前就用于治疗抑郁症的首选药物，其中丙米嗪最早被发现可以治疗抑郁症。单胺氧化酶抑制剂属于二线药物，当其他药物治疗效果差时才考虑使用。

2. 心境稳定剂

心境稳定剂主要用于治疗双相情感障碍的躁狂发作和抑郁发作。一部分抑郁症患者在单独使用抗抑郁药效果比较差时，也会联用心境稳定剂。心境稳定剂主要有锂盐（一般是碳酸锂）和抗癫痫药物。抗癫痫药物常用的有丙戊酸盐（丙戊酸钠、丙戊酸镁）、卡马西平、拉莫三嗪和加巴喷丁。有患者或者家属看到药物说明书上的介绍是治疗癫痫，就很害怕吃了之后会损害大脑。这一点无须担心，这些药物是精神科的常用药物。如果你还是不放心，那么最好向医生咨询——切忌自己停药。

3. 抗精神病药物

抗精神病药主要用于治疗精神分裂症、躁狂发作和其他伴有精神病性症状的精神障碍。不要被这类药物的名称和说明书上的适应症吓到，如果你有一些精神病性症状的话，医生会给你用这类药。除了治疗精神病性症状，抗精神病药还具有镇静作用，因此也会和抗抑郁药联用，对于抑郁导致的焦躁不安有较好的效果。医生开给你的一般是第二代抗精神病药，包括奥氮平、喹硫平、阿立哌唑等等。

4. 抗焦虑药物

抗焦虑药物的主要作用在于缓解患者的焦虑不安、紧张、恐惧等情绪。常用的抗焦虑药主要有两类：苯二氮䓬类药物和非苯二氮䓬类抗焦虑药。苯二氮䓬类药物既是抗焦虑药也是镇静催眠药，主要用于伴有焦虑、紧张、恐惧、失眠的抑郁症患者的辅助治疗。常用的苯二氮䓬类药物有阿普唑仑、氯硝西泮、艾司唑仑、劳拉西泮等。其中阿普唑仑具有抗抑郁作用，在抑郁症患者中使用较多。苯二氮䓬类药物有依赖的风险，患者应当在医生的指导下服用，不可随意自行加减药量。非苯二氮䓬类药物主要是丁螺环酮和坦度螺酮，它们在用于抑郁症时除了治疗患者伴随的焦虑症状，还可以增加抗抑郁药物的疗效。

5. 助眠药物

由于抑郁症患者常伴有失眠，因此医生也会使用助眠药物。常用的助眠药物除了前面提到的苯二氮䓬类药物，还有右佐匹克隆、佐匹克隆、褪黑素缓释片等。镇静类抗抑郁药物中曲唑酮、米氮平、氟伏沙明，以及镇静类抗精神病药中喹硫平、奥氮平也常作为治疗失眠的药物使用。

以上的药物介绍已经涵盖了精神科的大部分常用药物。在大多数情况下，抑郁症的治疗最开始只使用一种抗抑郁药。如果服药后无效，第一选择是增加剂量，如果最大剂量继续无效再考虑换用另一种抗抑郁药。当换药后效果仍然很差，才会考虑同时使用两种抗抑郁药。对于那些经过两种或两种以上抗抑郁药充分治疗后，效果仍然不理想的患者，医生除了使用抗抑郁药物外，还会联合使用心境稳定剂、第二代抗精神病药物、抗焦虑药物等等。

中医药治疗

中医药主要用于轻中度抑郁症的治疗。由国家市场监督管理总局正式批准的可用于抑郁症的中草药有三种：圣约翰草提取物片、舒肝解郁胶囊和巴戟天寡糖胶囊。

有部分患者出于各种原因会考虑中医药的治疗，我们的建议是一定要到正规公立的中医院、中西医结合医院或中西医结合科问诊。我们不建议去看道听途说的老中医、私营诊所。一定不要相信所谓的祖传方子、土方子、偏方。特别提醒一下，如果你需要服用前面提到的已批准的三种中医药之外的其他中药，需要先咨询精神科医生，以免中药成分与精神科药物相互作用影响治疗效果，或造成严重副作用。

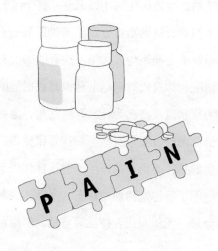

药物方案的确定

治疗抑郁症的药物里，没有哪一种药物比其他药物更有效，也就是说治疗抑郁症并没有最好的药物。不过具体到某个患者来说，存在相对合适的药物方案。医生在选择药物时，主要依据的是抑郁症的治疗指南、药物说明书、研究证据以及他的个人经验，结合患者的年龄、性别、症状特点、对药物的副作用、伴随疾病、过去的治疗史等等因素综合考虑。由于事先医生无法知道你对药物的治疗效果和副作用如何，所以某种程度上初次服药是一个尝试的过程。医生根据的是大部分人的治疗效果和副作用，但具体到你的身上会有些不同，因此你第一次看医生时，他开给你的药品种类、剂量并不一定是最合适的方案。你需要观察治疗效果和副作用后反馈给医生，医生再予以调整，这个过程需要反复几次才能达到那个相对合适的治疗方案。需要提醒一下的是，在急性期治疗阶段最好不要换医生。你第一次看的医生会更了解你第一次看病时的情况，你这段时间吃的药也是根据他的判断选择的，他更清楚你的症状以及自己为什么开这些药，他可以再根据你服药后的反应给你调整方案。有些医院挂号比较难，你可能一时挂不到原来医生的号，不得不换医生，但这样相当于你又是第一次看医生——他不了解你吃药前的状态。当然，他对上一个医生的药物方案不会是一无所知或者持反对意见，但他可能会再根据他使用药物的经验、你的症状特点以及服药后反应给你开药——保守的医生会选择延续原来的方案——这样你调整药物的过程就相对复杂，可能会延长达到合理方案的时间。我们建议你在看完医生后，向他询问下一次复诊的时间，以及具体怎样才能挂到号，有些医院的医生可以为老病人预约复诊挂号。

药物副作用

　　出现药物副作用是正常的现象，一般精神科医生在第一次开药时都会向你做一些说明。大多数的常见药物副作用是一过性的，持续时间短。一般的副作用如胃肠道不适（恶心、呕吐、腹泻、便秘）、口干、镇静等在三四天到一周后会自行消失。有的药物在饭后吃可以显著降低副作用，有的药物服用后会头晕，则可以选择在晚上吃。你可以向医生了解更合理的服药方式。一部分副作用可以通过对症治疗的方式处理，如便秘时多喝水、多吃水果蔬菜、多运动，或者使用乳果糖、开塞露等帮助排便。

　　药物的副作用是导致很多患者排斥吃药的一个重要因素。往往是治疗效果还没显现的时候副作用就已经很明显了，许多人因此认为药物会严重损害身体。大部分常见的药物副作用并不会对身体造成损害，只有一些罕见的副作用在没有及时处理时会伤害身体。因此既不要无视药物副作用，也不要因为药物副作用而自行停药。当出现副作用时，你需要如实向医生反馈，药物的副作用是医生制订药物方案的一个重要因素，同时医生也可以针对副作用做出相应的处理。

有一些人误认为出现副作用是精神科医生水平不够而不再去复诊，这是一种误解。我们第一次意识到有人存在这种误解还是因为一位朋友，他吃了药后有很多副作用，他问我们怎么办，我们告诉他再去找那个医生，他当时很惊讶，他说就是吃了这个医生的药才这样啊！我们告诉他说："是的，就是因为你吃了他给你开的药，就应该再回去告诉他，让他继续给你调药。"

对于抑郁症患者来说，药物治疗所带来的收益要远远超过因副作用而放弃治疗的收益。坚持药物治疗，忍耐短期的副作用，患者就能够得以痊愈，过上正常健康的生活。如果不接受药物治疗，患者就会长期处于痛苦之中，无法正常生活，并且以后有着很高的复发风险。坚持药物治疗是值得的！

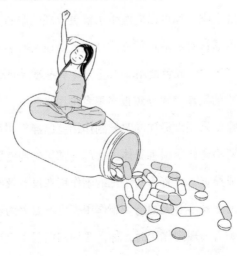

有关药物的误解

1. 精神科药物会损害大脑，影响智力

由于精神科药物作用于大脑，因此很多人担心会损害大脑，影响智力。特别是在服用药物后整个人的精神状态确实会出现明显的变化，就会加重对药物的恐惧。事实上，精神科药物不仅不会对大脑造成损害，还会保护大脑免受抑郁症的损害。药物治疗可以增强大脑神经递质系统功能，同时也可以促进新神经元和新突触联系的产生。对大脑造成损害的是抑郁症。如果不接受药物治疗，抑郁症患者的大脑无论在功能还是在结构上都会出现一系列的变化，简单来说，患者的大脑会变得更加的"抑郁"。

2. 精神科药物吃的时间久了，会产生依赖（成瘾）

很多患者害怕对精神科药物像毒品一样产生依赖，无法断药。精神科常用药物中能够产生依赖的是苯二氮䓬类药物，只要在医生的指导下即使存在风险也不会产生依赖——除非自己乱用药。除苯二氮䓬类药物外，其他精神科常用药物都不属于被管制的一

类或二类精神药品，大多数人认为精神科药物会产生依赖，他们可能是搞混了管制精神药品和精神科常用药物。虽然它们都作用于大脑，但他们的作用机制不同。

还有很多患者认为治疗时间太长，想到"终身服药"就非常抵触。抑郁症的治疗时间确实比较长，但首次抑郁发作的情况下只要定期复诊、遵医嘱服药，最终是可以在医生指导下停药的。首次抑郁发作的治疗非常重要，如果治疗不充分就很容易复发——当抑郁症多次发作后就确实需要长期维持用药。在这一点上抑郁症和其他的慢性病比如糖尿病、高血压类似，但人们不会因为每天吃一片降压药或降糖药而认为是依赖。患者相对比较健康的时候只是需要补充的物质增加了而已——重点是吃药之后能够维持良好的精神状态，就像吃饱了饭就有力气。相比不遵医嘱，擅自停药，使自己处于痛苦中无法正常生活，有一个良好的精神状态维持正常的生活、工作和学习不是更重要吗？

3. 根据所吃的药物判断疾病诊断和严重程度

根据医生所开的药品适应症来判断疾病诊断，是很多人会有的一个误解。当患者或家属看到药物说明书上适应症不是抑郁症时，例如丙戊酸盐或者抗精神病药，就会怀疑医生的诊断（当然，也会怀疑用药是否准确）。开出喹硫平不代表就有精神分裂症，有可能是患者抑郁发作伴有精神病性症状，也有可能是患者失眠而使用喹硫平助眠。药品的服用剂量也不代表严重程度，每个人对药物的反应敏感性不同，想要达到同样的治疗效果在不同的人身上剂量是不一样的。吃的药品种类多也不代表更严重，可能是症状比较多样，也可能是医生更倾向于联用多种药物。

4. 吃药就意味着被药物控制，患者就无法控制自己，失去了自主性

我们的情绪、认知、思维等都是大脑的功能，被各种各样的因素影响着，本身并不完全被我们的主观意志所控制。即使在健康状态下，我们也无法随心所欲地控制自己的情绪——想想那些你不断告诉自己不要生气，但却仍是心里憋着一口气的时刻。严格来说，抑郁症患者已经失去了一部分自主性，患者的大脑功能和结构出现了损害，患者被抑郁症深深地影响着（控制着）。因为抑郁症，患者既无法掌控自己的行动，也无法掌控自己周围的生活，一切都处于失控的状态。因此患者排斥服药的理由，所谓的坚持自主性就是一个假象。相反，通过服用药物接受有效的治疗，患者在脱离抑郁的痛苦、改善了症状、恢复社会功能之后，对自身以及周围生活各方面的掌控反而会增加。药物不会控制你，而是帮助你更好地掌控自己的行动和生活。

物理治疗

抑郁症在药物治疗之外，还可以辅以物理治疗。部分患者单用药物治疗效果差时，会联用物理治疗。物理治疗结束后仍以药物治疗为主，一般不单用物理治疗。在这里主要介绍应用广泛的电抽搐治疗、经颅磁刺激治疗和经颅直流电刺激治疗。

1. 电抽搐治疗

电抽搐治疗也叫电痉挛治疗、电休克治疗，用于治疗精神疾病已经有相当长的时间。电抽搐治疗是通过适量电流对大脑刺激，引发患者短暂意识丧失和全身抽搐发作，这是治疗抑郁症的一种方法。目前在临床应用的是改良后的电抽搐治疗，在通电之前先静脉麻醉，然后注射适量肌肉松弛剂，这样患者通电后抽搐发作就不明显，显著地降低了骨折、关节脱位等并发症的风险。

对于严重抑郁、伴有自杀观念、自责自罪的抑郁症患者，电抽搐治疗效果明显。特别是有自伤行为、自杀想法、自杀计划以及自杀行为的患者，电抽搐治疗能够在较短的时间里快速控制其与自杀相关的想法和行为，有效降低患者的自杀风险。

电抽搐治疗主要用于住院病人，一个疗程为 8 到 12 次。电抽搐治疗后会有一些并发症，像头痛、恶心、呕吐、焦虑、短暂可逆的记忆减退、肌肉酸痛等等，这些并发症一般无须特殊处理，可自行缓解。有家属会对记忆减退特别担心，例如治疗后不认识家人，这种记忆减退是可逆的，经过一段时间后会自然恢复，也不会对以后的大脑功能造成影响。患者是否适合电抽搐治疗，医生都会专门评估。患有严重的脑部疾病、心血管疾病、呼吸系统疾病的，以及高龄老人、儿童、孕妇等等一般不适合做电抽搐治疗。

　　一些精神疾病相关影视作品中的演员接受电抽搐治疗的场面，让人们对这一治疗方法感到恐惧。事实上，电抽搐治疗的有效性和安全性已经在临床被充分证明。当医生向你提出电抽搐治疗时，你可以向医生详细了解这一治疗方法的目的、有效性、风险以及并发症等等，就像了解其他治疗方法一样。你也不必因为接受了电抽搐治疗而感到羞耻，如果你担心引起别人的误解或歧视，你可以不告诉别人——你没必要告诉别人你接受的所有治疗方法。

　　在大众意识中人们可能会将通电刺激大脑与惩罚联系起来。实际上电抽搐治疗与电击厌恶疗法是两种不同的治疗方法。电击厌恶疗法是一种基于行为矫正的理念，通过给予患者厌恶刺激以减少患者某种行为的治疗方法。电击厌恶疗法不适用于抑郁症。你不必担心在医院治疗时接受电击厌恶疗法。

2. 经颅磁刺激治疗

经颅磁刺激治疗是通过磁场产生诱发电流，引起脑皮质的靶点神经元去极化，从而达到治疗抑郁症的目的。经颅磁刺激具有无创性，不需要麻醉，治疗过程中患者保持清醒。除了少数患者会有头痛和头皮痛（持续时间短，可自行缓解，无须特殊处理），基本上没有其他不良反应。经颅磁刺激治疗通常每次持续30分钟，每周治疗5天，每个疗程2到4周。

3. 经颅直流电刺激治疗

经颅直流电刺激是一种无创神经电刺激技术，它将正负两个电极置于特定的头皮区域，利用微弱的刺激电流作用于大脑皮层，改变神经元的神经电活动状态。经颅直流电刺激治疗具有使用方便、无须麻醉、副作用少、经济实惠等优点，能够显著改善抑郁症状，同时还能够改善患者的认知功能。

住院治疗

如果你的症状比较严重或不典型、病史复杂、门诊治疗效果较差或者你有着极高的自杀风险，住院治疗将是一个非常明智的选择。相比门诊治疗，住院治疗期间医生能够每天观察到你的病情变化和药物治疗效果，及时动态地调整药物，从而更快地为你制订有效合理的治疗方案。在你入住的第一天，医生会花相当长时间尽可能仔细地收集你的病情资料，安排一系列的检查，例如血常规、激素、肝肾功能、B 超、头部 MRI 等等。完成这些之后医生就对你的情况有了更全面的了解。在你住院期间医生每天都会查房，他们会到你的病床边仔细询问你的精神状态、服药后效果、副作用以及其他出现的需要处理的问题等等，然后根据这些信息再调整你的药物，第二天再继续观察、调药。除了医生定期的查房外，护士也会在平时观察你的情况，为医生提供信息。住院期间除了药物治疗外，还有其他的治疗方式，包括物理治疗、个体心理治疗、团体心理治疗、工娱活动等。住院时间的长短主要依据你的病情变化。如果服药后效果明显，病情比较稳定，大概两周到一个月就能出院。如果服药后效果不明显，病情反复，并且有严重的自杀风险，则需要更长的时间。

住院治疗对患者来说是一种暂时脱离压力环境的治疗方式。在第一章里曾提到压力是抑郁症发病的一个关键因素，持续地处在压力环境中会成为阻碍抑郁症改善的负面因素。特别是你明显感受到压力时，你可以趁住院的机会休息一下，对自己做一些整理，例如自己的目标期望，工作、学习的处事方式，等等。有一种观点认为，一个人患上抑郁症就是一种信号，是在告诉他当前的生活方式是有问题的。从积极的角度看，抑郁症也是一个反思自己过去生活方式，整理自己思绪重新出发，让自己过上更有意义的生活的机会。确实有很多人在患上抑郁症后，过上了一种完全不同于过去的生活。

对于有自杀风险的患者来说，住院治疗是一个非常安全的方式。有强烈自杀意图、制订了自杀计划，特别是曾经实施过自杀但未遂的患者，如果缺乏有效的管理监护，患者很有可能趁他人疏忽再次实施自杀行动。医院从病人管理的角度出发，采取了各种措施来保障患者的安全：封闭式的病房患者不可以随意出入；固定的窗子无法随意打开；入住时严格检查个人物品，所有能够对患者自身或他人造成伤害的物品都严格禁止带入，包括刀子类物品（水果刀、铅笔刀、指甲刀等），玻璃杯等易碎尖锐物品，皮带、鞋带、电源线等类似绳子的物品等等；患者自备的药品也不被允许带到封闭式病房——患者住院期间的药品都由药房供给，由护士按时发放并监督患者服下，护士会专门检查患者是否咽下去，避免患者不吃药或者藏药；护士24小时值班，夜间护士定时查房，观察每一位患者的睡眠状况，如果患者失眠，根据患者情况值班医生会提供药物助眠，保障夜间睡眠能够有效降低夜间的自杀风险;重点患者的病房会安排离护士站很近,有些医院护士站旁边的病房是玻璃墙,护士可随时观察病人的行为举止;一旦发生紧急情况医生护士能够紧急处置,例如当患者自杀冲动特别强烈时可以采取保护性约束、使用镇静药物来防止其实施自杀。在这样的环境下,即使患者有心自杀也毫无机会实施。而随着治疗的进行,患者的病情逐渐好转,自杀的意愿也会逐渐降低直至消失。

　　医院的环境可能是让你不太想住院的一个因素,由于过去医疗观念的落后,再加上一部分病人有冲动暴力行为,或者非自愿住院的病人想要逃出去,因此为了方便管理,精神病院一般都是封闭式的。现在精神科医护专业人员的医疗观念有了大幅度的改

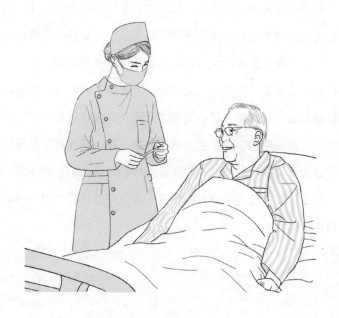

善，不再认为所有的病人都需要统一的封闭管理。现在的精神病院一般会分为开放式病房和封闭式病房。开放式病房，顾名思义就是开放的，病人和家属是可以随意进出或者在某一时间段内可以随意进出，这一点和其他疾病的病房管理方式相差不大。当然，不同的医院在管理细节上会有些不同，至少总体上来说病人再也不会有"被关了起来"的感受。与开放式病房相比，封闭式病房的管理确实严格很多。病人无法随意出入病房；病人入住前被严格检查个人物品；病房布置尽量简洁，床、小桌等无法随意搬动；护士站安装玻璃墙；医生、护士定时巡视病房……所有的措施都是为了保障患者、家属和医务人员的安全。尽管是封闭式病房，但相比过去，病房的设计管理已经变得更加人性化和舒适度更高。

也许正是因为过去患者以及家属对于住院环境的批评，再加上环境确实与人们的心理健康有密切关系，因此现在精神科病房在修建之初都非常重视病房环境的设计。精神科病房一般会比其他科室病房更加的宽敞、明亮、整洁、干净。同时为了帮助病人们放松身心，很多精神科病房都会开展一些文体娱乐活动，例如折纸、绘画、书法等手工艺术活动，乒乓球、广场舞、健身操等体育活动。有的医院还会专门开辟一块地让病人们种植花草。医生、护士们都相信，为病人们营造一个良好的住院环境，有助于他们尽快康复。

　　小敏住到病房后才发现和她想象的不一样，她以前看过《飞越疯人院》，那是一部非常有名的批判精神病院的电影。她一直以为精神病院都像电影里那样压抑。住院第一天，负责她的一名年轻医生很耐心地花了一个多小时询问她的病史。医生问得很仔细，不放过任何一个细节，有很多小敏都没怎么在意的事情医生都很认真地了解。医生告诉她，在住院的前两三天会安排一些重要的检查项目，仔细检查身体的状况。护士也很耐心地为她介绍病房的环境，给她量体温、血压，告诉她有什么问题都可以找他们。她觉得医生和护士，还有其他的病友和家属对她都很友善。

　　第二天一个看起来很有经验的医生带着三四位年轻医生来到病床前看她，仔细询问她的心情、睡眠、哪里不舒服等等。后来她知道昨天接待她的年轻医生是她的管床医生，而那位看起来很有经验的是主治医生。住院期间每天上午 10 点钟左右医生们都会来了解情况，当天中午和晚上的药就会有一些调整，所以小敏会专门在上午等着他们。她抽了血，做了 B 超和头部核磁共振，结果都没什么大问题，于是医生告诉她接下来就专心治疗抑郁症。每天早上、中午和晚上，护士都会专门来发药，即使小敏很配合乐意吃药，护士还是会看着她咽下去。

病房的作息很规律，每天早上 7 点多大家就陆陆续续起床，如果到了 8 点有人还在睡的话，护士就会来喊他们起床活动。每天晚上 11 点多大家就都关灯睡觉，不准再在病房里聊天打闹。一开始小敏想睡懒觉睡不成、想熬夜也不行，还有些不高兴，但过了一周后她发现自己的生物钟已经调整得非常规律，不再像以前睡得晚起得晚。刚住院的两三天她失眠，值班医生还专门给她临时加了安眠药她才睡下去。

除了每天的查房、服药，小敏还参加了病房的团体治疗。每天团体治疗的主题都不一样，有认知行为调整、正念冥想放松、抑郁症健康教育等等各种主题。通过这些团体治疗，小敏学到了不少调整情绪和放松的方法，也更了解了抑郁症。小敏也被病房的心理治疗师邀请去做一对一心理治疗，在和心理治疗师的交流中，小敏意识到自己不喜欢现在学习的专业，学习困难和自己从来没有认真考虑过自己喜欢什么有关系，高考后她选报现在的大学和专业只是为了不浪费自己的分数。她决定重新考虑以后的发展，打算先拿到毕业证，以后转专业考研。医生和心理治疗师也和小敏的爸妈做了很多沟通，指导他们应该怎么和小敏相处，鼓励他们尊重小敏未来的职业选择。

在住院的前两周，小敏的药物基本上隔一两天或者两三天就有所调整，大多数是增加药量，中途还因为有一种药副作用太大而换了另一种药。到第三周她的情绪已经明显好转了，饮食和睡眠也都很不错，所以药物方案就没有再调整，继续吃了一周后医生告诉她可以出院了。出院当天她和病房认识的几个好朋友互相留了联系方式，她们建了一个聊天群，约定以后互相鼓励，争取早日战胜抑郁症。医生叮嘱她一定要按时吃药，并且两周后要来门诊复诊。

定期复诊

抑郁症是一种发作性疾病，病程较长，因此在你第一次看医生后，无论是在门诊还是住院后出院，你都需要继续定期复诊。复诊的主要目的是医生可以继续收集你的信息、观察你的症状变化、用药效果和副作用，对你的药物再次调整。当然还有一个重要目的就是你需要拿药——精神科药物都是处方药，你需要医生的处方才能买到药。

我们建议在急性期治疗阶段，最好是两周看一次医生。两周一次的频率是基于对抑郁症状的评估来定的，是根据过去两周的情况来确定，两三天到一周的情绪并不能反映出你的抑郁症状变化，而时间太长你的症状如果发生了变化，方案很可能不再适用。两到三个月后，你的病情基本稳定，治疗方案也基本固定下来，你可以考虑一个月复诊一次。我们强烈建议一定要保证至少一个月复诊一次。即使你的病情非常稳定，药物方案没什么变化，保持和医生的见面频率仍然对你非常重要。医生能够持续观察评估你的精神状态，从而及时做出调整。当然，你也可以询问医生关于复诊频率的意见。

复诊期间你也需要做一些检查。药物的分解需要通过肝脏进行，代谢的产物排出体外需要通过肾脏，一些药物长期服用会对肝脏和肾脏造成损害，因此需要检查肝肾功能。另外还有血细胞、心电图、血液中的药物浓度等等也都是常规的检查项目。有一部分项目在检查之前需要空腹，因此需要你从检查前一天晚上 12 点起不要再进食和饮水。

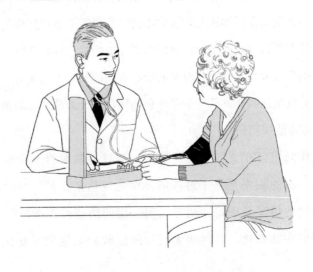

抑郁症的预后

在接受抗抑郁治疗后，大部分患者抑郁症状可以明显缓解，他们的社会功能基本恢复，能够正常地社交、生活、工作和学习。少部分患者会存在残留症状和不同程度的社会功能受损。首次抑郁发作的患者在充分治疗后，一半的患者不再复发。另一半患者抑郁症复发与以下因素有关：维持期治疗抗抑郁药剂量和使用时间不足、压力事件、社会适应不良、慢性躯体疾病、家庭社会支持缺乏、有抑郁症家族史等。其中维持期治疗至关重要，如果没有接受维持期治疗，复发风险将极高。当患者有三次以上抑郁发作后，就需要长期维持治疗，否则复发概率几乎 100%。

基于抑郁症的高复发性，我们建议患者接受心理治疗或者在康复后接受心理咨询，通过调整认知，改善人际关系，提高压力事件的应对能力，促进患者对自我、周围世界以及未来的认识等方法，能够有效地预防抑郁症复发。

心理治疗和心理咨询

心理治疗还是心理咨询？

　　根据我国精神卫生法，心理治疗和心理咨询是有区别的。由于国外的法律政策（特别是美国）和国内不同，以及国外著作翻译的原因，在国内存在两个名称混用的情况。心理治疗和心理咨询相同之处多于不同之处，两者在理论和技术上没有区别，区别在于执业资质、执业机构和服务对象。心理治疗师必须具备国家卫生健康委员会发放的心理治疗师职称证书，在医疗机构（公立或民营医院、诊所）工作，服务对象主要是诊断为有精神障碍的患者。心理咨询师不具备心理治疗师职称证书，不在医疗机构工作，服务对象主要是健康人。假如有一个人获得了心理治疗师职称证书，在一家医院工作，他属于心理治疗师。而如果他从医院辞职个人独立执业，那他就属于心理咨询师。即使他具备心理治疗师的证书，不在医疗机构工作后，也不能合法地做心理治疗工作。

因此，心理治疗师能够治疗抑郁症患者，心理咨询师不能治疗抑郁症患者。当患者还处于抑郁症发作期时，应当选择心理治疗师——一个靠谱的心理咨询师会拒绝患者并建议其去做心理治疗。不过并非所有的抑郁症患者都适合做心理治疗，轻度、中度抑郁发作的患者适合做心理治疗，而重度抑郁发作特别是伴有精神病性症状的患者则暂时不适合。重度抑郁发作的患者应当首先接受药物治疗，在症状消除、病情稳定后，再考虑结合心理治疗。处于重度抑郁发作患者的情绪、认知、思维等精神状态会使他无法从谈话的方式中获得有效的帮助。如果患者不能确定自己是否能够从心理治疗中获益，可以询问精神科医生的意见，或者先尝试一次心理治疗，治疗师会对其进行评估，以确定是否会有所帮助。

当患者的抑郁症状已经消除并恢复了基本的社会功能时，就既可以选择心理治疗，也可以选择心理咨询了。心理咨询可以促进心理健康，预防抑郁症复发。就像体育锻炼可以提升身体素质，预防躯体疾病，当身体生病后就不能仅仅通过体育锻炼来"治疗"，而是需要看医生用药或手术治疗，而在康复之后可以继续利用体育锻炼提升身体素质、预防疾病，这是一个道理。心理咨询同理，当生活中出现一些人际关系问题，工作、学习压力，重大生活事件，遭受创伤等等时，心理咨询能够帮助你更好地处理和应对，提升你的心理健康水平和生活质量，避免抑郁症再次复发。

心理治疗师

你可以在公立或民营精神病专科医院、综合医院的心理治疗门诊找到心理治疗师。如果你去的是民营医疗机构，该机构必须具备《医疗机构执业许可证》，同时配有精神科医生、护士。《心理治疗规范（2013年版）》规定在医疗机构的医学、心理学工作者可以成为心理治疗人员。目前医院里的心理治疗师，有一部分人本职工作是精神科医生或精神科护士。他们在接受心理治疗培训，取得心理治疗职称证书后开始从事心理治疗。目前很多医院也在招聘心理学专业的人才做心理治疗工作，在他们入职后医院会对他们进行精神病学的继续教育。

专门从事心理治疗的人员没有诊断和开处方的权力，这意味着如果你的心理治疗师专门从事心理治疗工作，他就不能诊断你是否患有抑郁症，也不能为你开处方药。除非你的心理治疗师不是专门做心理治疗工作，主业是精神科医生，他才能诊断你是否患有抑郁症以及为你开处方药。

在医院门诊看心理治疗师时，需要像看医生一样提前挂号。和看医生不同的是，心理治疗有固定的时间，一般是半个小时或一个小时（根据其所在医院的规定）。心理治疗师会遵守这个时间设置，不会提前结束，少数情况下会延长时间（例如有严重自杀风险的情况）。这同时对患者也提出了要求，你需要按时到达医院。由于医院门诊的特点,心理治疗师一般无法控制自己的门诊号挂给谁,号源向社会公开,所以如果你想持续地在一个心理治疗师那里做治疗的话,就需要了解其所在医院的挂号规则,以便提前挂号。在住院时你也可以提出做心理治疗。一般情况下病房里会有专门的心理治疗室,有时候也会在你的病床旁做心理治疗。广义来说,住院期间医生、护士、心理治疗师对你的健康教育、心理支持等等都属于心理治疗。

毫无疑问,药物治疗和心理治疗都对抑郁症的改善是有帮助的。最理想的情况是为你开药和做心理治疗的是同一个人,但现实情况是大多数精神科医生不会专门去花费精力和金钱学习心理治疗,而心理学专业人员也无法取得执业医师资格证。医学和心理学是两种差异巨大的思维方式。精神科医生的侧重点在对异常精神现象的识别和诊断,治疗方法以对症治疗为主,重视药物的药理机制、作用效果、副作用等。尽管现在精神科医生都很重视心理社会因素对抑郁症的影响,但在临床工作中,医生只能以临时性的、指导建议的方式做心理方面的工作（所谓广义的心理治疗），少有机会或没有资格实施正式的严格遵守设置的心理治疗。精神科医生面对的都是需要尽快消除症状、恢复社会功能的患者，需要医生高效率地解决问题。与心理治疗师相比，医生的效率更高，能够治疗更多的患者（半天可以看三四十个病人）。而心理治疗师的侧重点集中在对个体心理活动的理解和解释，假设症状背后存在深层的意义（潜意识的冲突、童年的创伤、认知行为失调、人际关系不良、存在的焦虑、爱的缺失等等，不同的理论侧重点又有所不同），通过不断对来访者内在心理的探索，促使来访者调整看待自己和世界的方式，从而改善症状。这个过程需要花费比较长的时间，当然一旦发生改变，治疗效果持续的时间也会更长，抑郁症复发的可能性就会更低。因此大多数情况下，如果你想同时进行药物治疗和心理治疗，就会需要找两个人：一个精神科医生，一个心理治疗师。

　　尽管有的患者可以单独使用心理治疗，但是由于心理治疗师人员不足（其实精神科医生数量也不足），同时心理治疗的需求量非常大，你很可能无法获得系统规

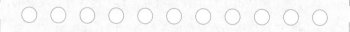

范的心理治疗。心理治疗应当有固定的频率，基本上是一周一次，一次半小时或一小时。而大部分国内公立医院的心理治疗门诊号源是对所有人开放的，想要连续每周都能挂上同一个心理治疗师的号非常困难，所以对患者来说就存在不能及时获得心理治疗的风险。因此，如果在征求了精神科医生的意见后，患者的情况允许单独做心理治疗，而且患者又不想吃药的话，就需要先确定是否进行有规律的心理治疗。如果两周、三周，甚至是一个月才能见到一次心理治疗师，同时又不服药，就会存在延误治疗的风险。

心理咨询师

心理咨询师的工作地点种类比较多。如果你是学生，你可以找学校里的心理咨询师。教育主管部门要求每所学校都必须设立心理中心，建立咨询室，配备心理老师或心理咨询师。在学校里做心理咨询是免费的，不过会有咨询次数的限制。有些公司或企业也会为员工购买员工帮助计划服务，其中包含有心理咨询，是否收费则需要根据你所在单位购买服务时的具体细则。

有一些心理咨询师会申请工商营业执照开设心理咨询机构，还有一些心理咨询师开设个人工作室。你可以通过心理咨询互联网平台、心理咨询机构或者心理咨询师个人的网站（微信公众号、社交网络账号等）、亲朋好友或者做过心理咨询的人推荐找到心理咨询师。现在由于互联网的发展，网络视频心理咨询成为一种比较流行的方式。如果在当地没有找到合适的心理咨询师，你可以试一下网络视频心理咨询。

心理治疗（咨询）方法

认知行为疗法

认知行为疗法是目前研究证据较多的能够有效改善抑郁症患者心理健康的一种心理治疗（咨询）方法，由美国人阿伦·贝克创立。认知行为疗法认为，一个人患抑郁症是由于长期形成的负面的思维方式所导致的。这种负面思维方式包括以下几点：1. 负面地看待自己，忽视自己积极的一面，无法客观地看待自身，例如我很丑、我很差劲等等；2. 以一种消极、悲观的方式对待周围世界，生活中处处都是不幸，例如看到半杯水后哀叹只剩下半杯水；3. 悲观地看待自己的未来，感到自己以后的生活仍然充满了痛苦，无力改变现状，例如我永远都好不起来、我永远都不会幸福。这种负面的思维会进一步成为患者的一种思维认知习惯，就像一个有经验的司机在开车时下意识转动方向盘，踩油门、离合、刹车。患者在日常生活中，自动地以负面思维方式对待所有的情境，这种思维方式称为"负性自动化思维"。患者自身无法意识到这个自动化的过程，并深陷其中。认知行为疗法的心理治疗师（咨询师）会通过提问、澄清、想象等方法，帮助患者识别出自身的自动化思维，尤其是那些与抑郁的情绪有密切关联的对患者个人具有特殊意义的想法或信念。例如"如果我不能成为第一名，我就废了""没有人爱我，我的存在毫无价值""我必须、我应该……""这次我搞砸了，以后我也都完蛋了"这一类对患者造成痛苦的想法或信念，认知行为疗法称为"不合理信念"。"不合理信念"体现了患者扭曲的认知或逻辑错误。认知行为疗法的心理治疗师（咨询师）会帮助患者归纳总结这些"不合理信念"的一般规律，并进行纠正，重建合理的认知思维方式，促使他们变得更积极地解读自身、周围世界和未来。认知行为疗法强调日常生活中的练习和坚持。在治疗（咨询）之外的时间里，认知行为疗法心理治疗师（咨询师）要求患者监控和记录自身抑郁情绪发生时的外在客观情境、自己的自动化思维想法，还会布置一些"家庭作业"以进行行为上的训练。市面上有很多基于认知行为疗法的情绪管理自助书籍，不过想要获得更有效的改善，抑郁症患者仍然需要心理治疗师（咨询师）的指导。认知行为疗法发挥作用并不是简单基于认知行为的练习，还依赖于心理治疗师（咨询师）与患者的人际互动过程。

人际心理疗法

人际心理疗法认为，处理好患者的人际关系有助于改善抑郁症状。使用人际心理疗法的心理治疗师（咨询师）会与患者讨论他的人际交往的问题，特别是重要的人际关系，包括与父母、配偶、恋人、兄弟、姐妹、同学、朋友、领导或同事等等，识别出其中可能的促发因素，比如人际关系中来自他人的期待或压力，缺乏人际交往技巧，沟通障碍，角色的变化或冲突，等等。心理治疗师（咨询师）可以帮助患者学会将人际交往与自身情绪联系起来，学习更多的人际交往技巧，增强解决人际关系问题的能力，更开放地交流，更好地倾听他人，更清晰地明白自己的需要，也更具同理心地理解他人，从而改善患者与重要他人的人际关系，提升患者在人际关系中的适应能力，增强患者的社会支持系统，使患者在面对压力事件时能够获得更有效地支持和帮助。

伴侣/家庭治疗（咨询）

伴侣治疗（咨询）是伴侣双方同时参与的一种心理治疗（咨询）方法，家庭治疗（咨询）是整个家庭都参与的一种心理治疗

（咨询）方法。伴侣治疗（咨询）的对象包括已婚夫妻和未婚恋人，也包括同性伴侣。家庭治疗（咨询）的对象指的是整个家庭，包括父母和子女，必要的时候也会邀请祖父母、外祖父母以及互动密切的其他亲戚参与治疗。抑郁症患者常常有伴侣方面或家庭方面的问题，伴侣/家庭治疗（咨询）通过聚焦于关系中的互动，从关系整体来理解和解释患者的抑郁症。抑郁症患者不是一个独立的病人，伴侣双方或整个家庭被视作是一个"患病单元"。伴侣治疗师（咨询师）认为，伴侣关系既可能是引发患者抑郁的因素，也可能是抑郁导致的结果。伴侣治疗师（咨询师）以促进伴侣双方良好的伴侣关系为目标，发现和解决伴侣之间的问题，从而达到改善患者抑郁症的目的。家庭治疗（咨询）认为家庭是一个整体，患者的抑郁问题体现了整个家庭系统功能的问题。因此家庭治疗师（咨询师）会将焦点放在家庭成员之间的互动关系上，从家庭系统的角度来理解患者的抑郁，通过促进整个家庭的改变，达到抑郁症患者个人改变的目的。家庭治疗（咨询）还有助于改善家庭功能，提高整个家庭应对患者抑郁发作的能力，为患者提供支持并预防复发。在未成年人抑郁症的心理治疗或心理咨询中，家庭治疗（咨询）尤为重要。

精神动力学疗法

　　精神动力学疗法是由弗洛伊德创立的经典精神分析疗法发展而来的一种心理治疗（咨询）方法。该理论认为患者的症状和痛苦来源于潜意识的冲突和童年期的创伤，因此精神动力学疗法的治疗师（咨询师）会强调患者的症状背后所隐含的意义。在治疗过程中，治疗师（咨询师）会通过引导患者自由联想、分析梦境、当面质问等方式，与患者共同讨论他/她过去和现在的经历、情感、想法、感受等等，处理其失望、悲伤、恐惧、愤怒、内疚等等不良的心理体验，促进患者对其自身以及所处情境的理解，从而自然而然地引领患者在认知、思维、情感、行为等等各方面的改变。精神动力学疗法一般需要花费比较长的时间，需要患者具有较高的反省能力和自我成长动机。

　　心理治疗（咨询）的理论和方法有很多种，除了前面介绍的四种之外，还有人本主义心理治疗、支持性心理治疗、表达性艺术治疗等等。理论和方法虽然重要，但选择合适的治疗师（咨询师）更重要，你在选择心理治疗师或心理咨询师时首先需要先了解他的胜任力。

选择有胜任力的心理治疗（咨询）师

患者可以通过了解心理治疗师（咨询师）的专业背景、继续教育、督导情况、从业经验、资格证书等等信息来判断他的胜任力。他在提供这些信息时应当坚持诚信的原则，如果患者发现有虚假宣传，那么最好立刻离开他。

专业背景

在医疗机构从业的心理治疗师，专业背景包括精神病学（临床医学）、护理学和心理学。少数医院会聘用其他非医学或非心理学专业的人担任心理治疗师。恰当的询问方式是问自己的心理治疗师他的学历教育（本科、研究生）是什么专业。如果患者的心理治疗师同时是精神科医生，那么就既可以在他这里做心理治疗，又可以在他这里开药。药物治疗和心理治疗能够结合起来，对患者的治疗效果会更好。

和心理治疗师不同的是，心理咨询师的专业背景非常多样。他们可能是任一其他行业转行过来的：记者、作家、销售、导演、公务员、国企员工等等，他们原来的专业可能是理工科，可能是文科，还可能是艺术等等。这是由于最初三级、二级心理咨询师证书并没有限制准入的专业，只要满足大专及以上的学历都可以经过培训后考证从业。因此如果患者的心理咨询师不是医学或心理学专业，那么他的继续教育、督导情况、从业经验、资格证书就尤其的重要。

继续教育

无论患者的心理治疗师或心理咨询师专业背景是什么，继续教育或培训经历都是非常重要的。精神科医生、护士的培养和心理治疗师（咨询师）的培养有着非常大的差别。即使是一名非常优秀的精神科医生或护士，在没有接受心理治疗（咨询）继续教育的情况下也是无法胜任的。心理学专业的学历教育和心理治疗（咨询）也有着很大的差距，一名心理学专业的毕业生，也需要

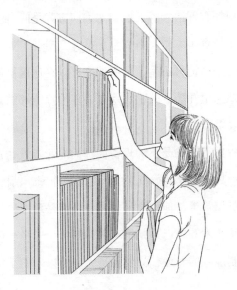

在接受心理治疗（咨询）的继续教育后才能胜任。更不用说其他非医学和心理学专业的人了。

患者可以直接询问自己的心理治疗师（咨询师）的继续教育或培训经历。靠谱的继续教育经历是至少合格完成一个为期不少于两年（不低于 200 学时）的培训。如果他的继续教育经历都是只有三四天的短程工作坊，那么患者需要仔细斟酌。他所使用的治疗（咨询）方法应该和他所接受的培训是相符的，如果他的培训经历中并没有认知行为疗法的培训，但是他宣称他使用的是认知行为疗法，那么患者就有理由怀疑他的胜任力。另外，非常重要的一项培训内容是心理治疗（咨询）的职业伦理，每一名心理治疗师（咨询师）都应该学习。

督导情况

心理治疗（咨询）的督导非常重要。督导的意思是另一名更有经验的督导师来指导患者的心理治疗师（咨询师），目的是帮助他更好地为患者做心理治疗（咨询）。督导的形式有个体督导和团体督导，患者的心理治疗师（咨询师）最好两种督导都有。一个人的视角或思路往往是有限的，所以多一个视角来看待患者的问题能帮助心理治疗师（咨询师）更好地为其服务。患者可以问他目前是否有持续的个体督导或团体督导，他累积被督导的时长有多少个小时。

从业经验

从业经验指的是他实际做心理治疗（咨询）的经验。患者可以问他有多少小时数，而不是干这一行有多少年。许多精神科医生和护士虽然在门诊和病房工作过很多年，他们对于和抑郁症患者相处很有经验，但你要了解的是他们实打实做心理治疗的时间。有很多心理咨询师的主业是其他工作，他们每周只有一部分时间用来做心理咨询，因此患者需要了解的也是他们实打实做心理咨询的时间。除了累积的治疗（咨询）时长之外，他目前每周的治疗（咨询）时长也很重要。一个靠谱的心理治疗师（咨询师）每周都应当有稳定的几个小时接待来访者。

执业资格／职称证书

一般情况下心理治疗师都有《初级心理治疗师》《中级心理治疗师》职称证书。该证书属于职称序列，用于医疗机构的职称聘用，并不是从业资格证书。心理治疗师的从业资格由他所在的医院负责审核并监管，所以只要你去的是正规医院就不会有问题。一部分很早就从业的心理咨询师会有原来国家颁发的三级、二级心理咨询师资格证书。自从国家三级、二级心理咨询证书取消后，政府并没有设立新的心理咨询从业资格证书，任何声称国家颁发或承认的心理咨询资格证书都是假的（不排除将来政府重新颁发从业资格证书的可能）。目前市场上存在的心理咨询资格证书都是各民间机构或组织自行颁发的，其中最为规范的是中国心理学会临床与咨询心理学专业机构和专业人员注册系统。

中国心理学会临床与咨询心理学专业机构和专业人员注册系统

中国心理学会临床与咨询心理学专业机构和专业人员注册系统是国内最为规范的一个心理咨询和心理治疗行业组织。注册系统制定了详细、严格的注册标准和伦理守则，旨在"进一步完善心理咨询和心理治疗专业的管理体制、规范心理咨询和心理治疗专业人员的职业行为、促进培养合格的心理咨询和心理治疗专业人员、促进心理咨询和心理治疗专业机构的健康发展，以满足社会对心理咨询与治疗专业服务的需求，与国家社会的和谐发展状况相适应；同时，也为了加强国内外心理咨询和心理治疗专业机构之间的合作、推动心理咨询和心理治疗专业人员之间的交流、保障心理师及其服务对象的合法权益"（摘自该组织官网）。注册系统可以说是国内心理咨询与心理治疗行业内唯一的制定了严格的注册标准和伦理守则、被国内外专业人员广泛认可的行业组织。注册心理师证书并不是终身制，有效期是三年，注册系统要求所有的注册心理师在三年内完成继续教育学分才能延续有效期。当患者认为自己在心理治疗或心理咨询中遭受了违反伦理守则的伤害，可以向注册系统伦理工作组投诉。伦理工作组在接到投诉后会实施调查，如果注册心理师违反伦理的行为属实，那么注册系统会将其除名。患者可以在注册系统的官方网站（www.chinacpb.net）上查阅伦理守则、所在地区的注册心理师姓名以及他们的注册有效期。

　　如果患者对心理治疗师（咨询师）的专业背景、继续教育、督导情况、从业经验、资格证书等等有任何疑问，有权利进一步询问他来了解更多的信息。一名靠谱的心理治疗师（咨询师）应该诚实自信且详细地向患者介绍他自己，他也应当客观评价自己的胜任力，并诚实地告知患者。患者有权利对于心理治疗师（咨询师）所使用的理论、方法和技术提出疑问，心理治疗（咨询）不应当是神秘的，他有义务向其解释他的工作方法。

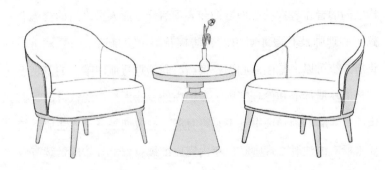

试一次，然后看感觉

患者可以先跟心理治疗师或心理咨询师谈一谈，了解一下他擅长的理论方法，感受一下谈话过程。如果患者的感觉不错，愿意信任他，愿意向他倾诉，那么患者就可以继续。当患者感觉不错时，意味着患者和心理治疗师或心理咨询师匹配得比较好，你们的进展也会比较顺利。如果患者感觉很不好（这种"不好"可能说得出来，也可能说不出来），意味着和治疗师或咨询师匹配得比较差，这种情况如果继续在他那儿做心理治疗或心理咨询，进展可能会不理想，这时就可以考虑换一个心理咨询师。换过之后，同样的方法，感觉不错就继续，感觉不舒服就再换。这不代表那些让患者感觉不舒服的心理治疗师（咨询师）工作水平差，只是你们两个人不匹配。有位朋友曾告诉过我们他自己一段做心理咨询的经历，他在倾诉时看到心理咨询师跟着他一起哭了，他就觉得这个心理咨询师不行，于是他换了一个心理咨询师，新的心理咨询师镇定地听他诉说他的痛苦，他觉得给了他强有力的支持，让他非常满意。这个故事说明了他和第一位心理咨询师不匹配，和第二位心理咨询师匹配良好。有的人会像他一样看到心理咨询师和自己一起哭，就认为心理咨询师能力不足，期待心理咨询师能够更加坚强有力。而有的人看到心理咨询师和自己一起哭，就会感觉心理咨询师真正地理解自己，如果对方不哭反而会感觉很冷漠。

心理治疗（咨询）时都做些什么?

　　当患者看到"以谈话的方式"做心理治疗（咨询）也许会感到很好奇，平时自己就在不断地和人谈话，和治疗师（咨询师）谈话有什么不同吗？最大的不同也许是话题会始终聚焦在患者身上，治疗师（咨询师）大部分时间都在倾听，不会将自己的想法加到患者的身上并评价其好坏对错。患者在平时和人聊天中，会很容易遇到别人给出的评价，所以他们可能担心说出某些话之后被看低、嘲笑、指责等等。这些情形不会在心理治疗（咨询）中发生。在心理治疗（咨询）中你会更愿意谈自己的事情，更愿意说出那些平时说不出口的话——这依赖于心理治疗师（咨询师）营造的专业关系氛围。

　　患者可以谈任何想谈的事，这意味着患者可以选择说某些话，也可以选择不说，无论它是否和当前的苦恼有关。患者不必因为心理治疗师（咨询师）的提问而说出那些很难开口的事情。患者可以根据自己的直觉来判断。如果有些话自己没有做好准备就说出来，可能会感到受伤害、没有安全感。很多人对心理治疗（咨询）抱着一种非常理想的态度，以为只要说出来就能很快解决自己的苦恼，然后大失所望。患者可能会觉得我们在这里告诉你的和前面所说的坦诚地向精神科医生介绍病情有些矛盾。心理治疗师（咨询师）与精神科医生的工作重点不同，心理治疗师（咨询师）会深入了解患者的内心，如果患者没准备好，可能会有被窥探、侵入、冒犯的感觉。而精神科医生侧重在患者的症状表现，向他坦诚有助于他理解你的症状，但他不会进一步深入了解。如果患者抱着被深入了解的期待向精神科医生坦诚，你会发现他并没有时间听你诉说，为此感到失望。所以说，找对人非常重要！

　　心理治疗（咨询）过程中患者一般不会发生剧烈的转变。通常情况下患者在做完一次心理治疗（咨询）时会感到只是谈了一场话，会发现并没有什么太大的变化，这是正常的现象。患者走出咨询室后就像换了一个人是不可能的——即使有也只会是暂时的。如果患者看过一些心理治疗（咨询）题材的影视剧，我们提醒你：那些很快改变的剧情是为了戏剧效果而刻意安排的，现实里的心理治疗（咨询）漫长而枯燥，甚至几个月后你才能发现变化。更重要的是，真正的改变不会发生在治疗（咨询）过程中，而是在患者真实的生活中。咨询室像是一个试验场，在治疗（咨询）中你可以勇敢地尝试。

成长改变的痛苦

　　心理治疗（咨询）不总是愉快的。灰心丧气地来、开开心心地走是对心理治疗（咨询）的误解。心理治疗（咨询）不是以快乐为目标，而成长改变往往伴随着痛苦。在过去多年的生活中面对困难处境时我们每个人都会用自己独有的方式来应对，这些应对方式当时一定是有效的。随着时间的积累我们对这些应对方式越来越熟练，它们会逐渐成为"我之所以是我"的一部分。当不得不改变时就不得不打破"我"的一部分，这个过程充满痛苦。"那不是我"通常是我们拒绝改变的理由。例如一个为了维持友善关系而习惯了有求必应、不善拒绝、讨好他人却又为此感到痛苦的人，当他练习拒绝时会更加痛苦，因为他更担心破坏和他人的关系。所以说在心理治疗（咨询）发挥作用的过程中，不排除你会变得更加沮丧、难过，也不排除会影响你和亲密的人的关系——当你发生了改变而别人还尚未适应时就会出现矛盾。

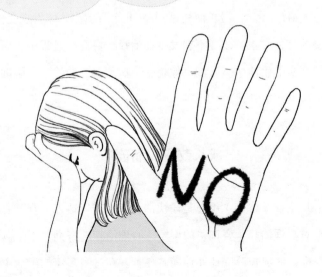

有时候仅仅是重新认识自己都很痛苦。我（高猛）曾做过三次精神分析。在第三次结束出来后，我心里很不舒服。我马上给一个师兄打电话问他我所经历的是不是合理的，正在打电话时我就直接崩溃忍不住哭了起来。直到坐上公交车到朋友家里，我一直在哭。当时我难过极了，对心理咨询师充满了愤怒，我向朋友边哭边抱怨了他四五个小时。第二天我给他发了一个短信，告诉他我不做了。某种程度上这三次精神分析是成功的，它引发了我对自己更多的思考。我向朋友边哭边抱怨的时候，想起了很多我早已忘记或者自以为不在意的事情。

我 11 岁离开父母到县城上初中，从那时候起一直到大学毕业参加工作，很多事情都是靠我自己一个人面对。我不断地告诉自己："我独立坚强，我超厉害！"我一直自诩年纪很小就能照顾自己（和我爱人在一起之后我才发现自己过得是多么粗糙）。我一直很积极地看待自己。我的成绩一直很好，非常讨老师喜欢。我交到了很多朋友，即使和"不良少年"来往我也没有被带坏。我经常很认真地向别人介绍我的这段经历来展示我的独立坚强。曾有一次我被高年级学生堵在出租房里勒索财物，后来我把它当成一个"我很蠢萌"的笑话讲给过很多人听，我把它视为自己淡定从容的证据。但是在那天我找到了一个全新的角度来看我过去十几年远离父母的生活，我不再完全以"独立坚强"来看待这段离开父母的经历：一个十多岁的孩子被同学欺负、被坏人勒索，放学后自己做饭吃，每天下午专门跑一趟回去把灯打开，就为了下晚自习后不用怕黑——实际上很可怜不是吗？我开始心疼我自己——此刻想起这些我都还心疼地想流泪——我变得独立坚强的同时也心疼自己。我意识到自己把被勒索的故事变成"讲笑话"是为了安抚自己内心的恐惧。从那天之后我对我的父母有了很多怨气，怪他们在我还那么小的时候把我丢出去——虽然我有些不愿意承认——不过后来我自己和解了（他们是为了让我受到

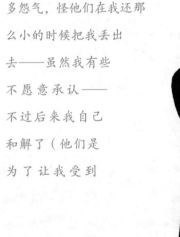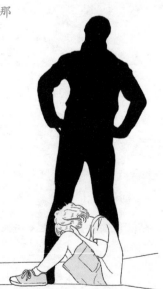

更好的教育，他们也付出了很多，就像现在的很多父母一样，这一点放在当时农村不太重视教育的背景下显得尤为可贵）。

我对自己的重新认识正是源于那天我在心理咨询师那体验到的"拒绝和严厉"（当然仅仅是我的体验，并不是咨询师针对我，这是我后来才明白的），我意识到我的脆弱和我对温暖、陪伴的渴望——实际上那天我对心理咨询师讲的主要内容是我每到一个新地方都会认识一个对我特别好的朋友——这对一个自诩独立坚强的人来说是多么不可接受啊！完全打破了多年来我对自己的认识！

尽管如此，我们仍然认为在心理治疗（咨询）中的舒适是非常重要的。如果患者确实在心理治疗（咨询）后感到很受伤，你察觉到来自治疗师（咨询师）的批评、指责、威胁、拒绝、傲慢、否定、侮辱等等负面的感受，整个治疗（咨询）过程让你很不舒服、莫名其妙——有时候你能说清楚，有些时候你说不出来但能感觉到——那么你没有必要委屈自己，也没有必要一定要坚持下去。通过指责、威胁、施压的方式让自己改变——无论是别人对你还是你自己对自己——并不是一种健康地促进自己成长的方式。患者可以大胆而坚定地告诉治疗师（咨询师）你要结束——即使你被告知和鼓励继续坚持治疗（咨询）会有所改变——更重要的是你没必要为了坚持而委屈自己。缺乏改变的勇气并不是一件可耻的事情。患者可以耐心地等待一段时间——等到你准备好的时候——重新开始或者换一个让自己感觉更舒适的心理治疗师。

远离不靠谱的心理治疗（咨询）师

虽然心理治疗和心理咨询行业正在不断规范，但难免患者会遇到不靠谱的心理治疗（咨询）师。我们把一些违反心理治疗（咨询）职业伦理的情况总结下来，希望能帮助患者辨别并远离他们。

1. 干涉精神科医生的诊断和治疗方案

在患者已经被精神科医生确诊抑郁症之后，如果你的心理治疗师（咨询师）告诉你，你不是抑郁症或者你的抑郁症不需要再去看医生、不需要吃药，并且建议你把药减量或者停掉，那么我们非常负责地告诉你他非常不靠谱——不论他以什么理由解释这种行为，只要他干涉精神科医生的诊断和治疗方案，对医生的治疗意见提出异议并要求你按照他说的做，那么你最好马上离开他！其他任何人干涉精神科医生的诊断和治疗意见都是不恰当的，诊断和治疗意见是基于精神科医生的专业判断，这一专业行为是法律赋予的，受法律的保护和约束。医生会为他的专业行为负责，而其他人并不能为此负责。精神卫生法规定心理咨询师和心理治疗师没有诊断的权力，不仅意味着心理咨询师和心理治疗师不能诊断你有抑郁症，同时也意味着他不能诊断你没有抑郁症。心理咨询师不能治疗抑郁症。当他告诉你不需要吃药也能治好你时，说明他缺乏最基本的职业素养。靠谱的心理治疗师（咨询师）不会贸然干涉医生的意见，他会为你做一些健康知识教育，并建议你和精神科医生讨论你的诊断和治疗方案。

2. 污名化精神科医生和药物治疗

有些心理治疗师（咨询师）不会明确地干涉精神科医生的诊断和治疗方案，但他们隐晦或明确地表达这一观点：不赞同精神科医生的工作方式，夸大药物治疗的副作用，污名化精神科医生和药物治疗。他们可能会对你说过这些话，"你去医院，医生只会把你当病人看，他们眼里只有症状，不把你当完整的人""医生只是简单问你几句就判定你是抑郁症，这样不准确、不负责任""医生除了开检查就会开药""医生并不重视心理因素，他们不在乎你到底发生了什么，根本不会认真听你讲""医生只会开药，他们并不理解你""去看医生你就依赖药、离不开药了""吃药意味着你被药物控制了，你的情感就不是自己的了""吃药你就失去了自己的独立性，你不再是你自己"等等。这些都是极不负责任的话！这些观点体现了他们对精神病学的无知，加重了人们对于精神科治疗的偏见和误解。他们过于看重心理因素在抑郁症发病中的作用，忽视了患者当前症状的严重性、痛苦程度以及对日常生活的影响。抑郁症的心理因素固然重要，但是对于正处于发作期的患者来说生物学因素已不可忽视，此时药物治疗才是首选治疗手段。精神科医生和心理治疗师（咨询师）的工作方式确实存在不同，但并不意味着只有心理治疗师（咨询师）的工作方法才是对的。对于抑郁症患者更好的方式是以精神科治疗为主，结合心理治疗，康复之后再考虑心理咨询。靠谱的心理治疗师（咨询师）应当详细了解你的就医情况，包括诊断、用药，督促你遵医嘱服药、定期复诊。如果条件允许，他还应当积极与精神科医生合作，保持定期沟通和商讨以更加有效地帮助你。

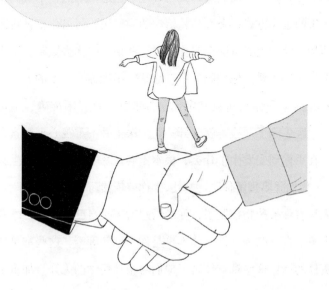

3. 治疗（咨询）设置不稳定

心理治疗和心理咨询都必须有稳定的设置，包括固定的开始和结束时间，一般持续 30 分钟、45 分钟、50 分钟或 60 分钟；固定的频率，每周 1 次、每周 2 次，或半个月 1 次、一个月 1 次；固定的地点，在专门的房间里，环境安静、舒适、隐秘。一般情况下这些设置应当保持稳定不变。偶尔的变化是可以接受的，例如他临时有事需要调整一次时间，或者他的工作地点发生了变动，或者某一次你在临结束时还有很多话，或者情绪不稳定，这时候结束不一定是个好决定，那么他可能会延长时间，不过绝对不应该提前结束。

如果患者的心理治疗师（咨询师）经常因为各种原因更改时间，或者没有正式的咨询室（环境不够安全隐秘，在咖啡馆、茶馆、宾馆等非正式场所，甚至是在你的家中或者他的家中），那么他就不是一个靠谱的心理治疗师（咨询师）。网络视频咨询也应当有固定的时间和安静、安全、隐秘的环境，如果你的心理咨询师在网络视频咨询时在室外、周围环境有其他人、做其他的事情，无法专注地与你会谈，那么也是不靠谱的。在这里提醒一下，使用文字、邮件、语音电话的方式并不属于心理咨询。

4. 不合理收费

心理治疗费用由政府和医院定价，心理治疗师个人无法左右。心理咨询费用则是由心理咨询师自主定价。过高或过低的收费都会对心理咨询有一些影响。过高的收费不仅会让患者花费更多的钱，还会使其对咨询效果有着较高的期待，而一旦效果不理想就可能会非常失望，甚至会对咨询师相当愤怒。而过低的收费（或免费）则可能会导致咨询师认为投入与回报不匹配，无法全身心投入心理咨询之中，从而影响咨询效果。因此在选择心理咨询师时价格是非常重要的一个考虑因素。目前市场上大多数心理咨询师的费用在每小时（或 50 分钟）300 元到 600 元。有些新手咨询师的定价会低于 300 元，而有些比较知名或资深的心理咨询师定价会更高。一般情况下费用是固定的，在患者的咨询过程中不会加价或减价，除非你做了很多年的心理咨询，而随着物价的上涨，原来的定价已经太低。有的心理咨询师会拿出一部分时间专门做公益心理咨询，比他平时少收一些费用，这种公益咨询往往有次数限制。也有些咨询师会考虑患者的经济条件，假如患者当前处于失业状态，就会少收一些费用。如果患者不确定什么价格是合理的，可以参考当地公立医院心理治疗门诊的收费。医院的心理治疗由政府部门指导定价，参考了所在地区的经济发展水平。

　　我们不建议患者追求高收费的心理咨询师，收费高和咨询效果并没有多大关系。费用的关键在于你能否长期承担——心理咨询只做一次解决不了问题，需要长期连续很多次。你也不必追求知名或权威人士，你和心理咨询师的匹配更重要。也许你的心理咨询师只是个新手，但只要他和你非常匹配，他的咨询效果可能比那些知名或权威人士更好。

　　有些咨询机构或心理咨询师会采用预收费，即患者需要先交10次或20次的费用，然后在咨询开始后按次扣费。关于这一点，当你有异议的时候，可以提出自己的想法与心理咨询师讨论，如果咨询师的解释仍无法接受，那么你可以选择换一家咨询机构或者换一个心理咨询师。不是所有的心理咨询师都会预收费，我们也知道有很多心理咨询师并不赞成这种收费方式。

　　有时候如果你没有按时咨询，并且没有提前通知咨询师的话，他可能会继续收你的费用。关于这一点，有些咨询师会认为你购买了他的时间段，在你没有提前通知的情况下这个时间段仍然属于你，只是你没有利用，同时他已经无法安排其他工作，因此仍然需要你支付费用。有的情况则会与咨询师所采用的咨询理论有关系，比如咨询师可能会认为你不来咨询是因为你不想改变——不论你是否有看起来很合理的理由不来咨询，比如你生病了——他希望通过继续收费来推动你坚持心理咨询，他会为你解释并且进一步讨论"你不想来咨询"这件事，最终促进你对自己更深的认识。无论怎样，如果你没来咨询而咨询师继续收费，你都可以在咨询中提出来，如果他的解释你不接受或者让你很不舒服，那么就换掉他!

如果你某次心理咨询出现了延长时间的状况，比如你们原定50分钟，但由于你有很重要的话要说，因此不得不持续了两个小时才结束，这种情况仍然应该按50分钟收费，收双倍费用是不合理的。准确地讲，费用应该按次计算，只是这一次的时间超出了，在这个过程中咨询师同意延长时间。如果费用一定按时长收费，那么就存在故意延长时间恶意收费的可能。如果你的咨询师延长时间后提出加钱的时候，你应该拒绝他，并且换一个咨询师。

在心理咨询中，任何事情都可以摆出来谈，包括收费。如果你对费用相关的问题有一些想法，那么你就可以提出来讨论。靠谱的心理咨询师会重视这一点，并与你一起探索你的这些想法，从而会促进你的成长。如果你羞于或不擅长讨价还价，或者习惯回避争执（特别是在金钱问题上），那么我们就会更加鼓励你去谈费用的问题，这也许就是你成长的一个契机。

5. 和患者拓展其他性质的关系

心理治疗(咨询)关系是一种专业关系,患者和心理治疗师(咨询师)的相处是在咨询室之内，你们谈论的所有内容都应当服务于改善你的心理健康。当患者发现心理治疗师（咨询师）对自己帮助很大，患者可能期待和他发展成朋友关系（甚至是恋人关系）。靠谱的心理治疗师（咨询师）在发现患者的这一期待时，会将其明确地提出来和你讨论。他肯定不能答应你成为恋人，这是明令禁止的。治疗（咨询）关系是一种非常不平等的关系，治疗师（咨询师）对你非常了解，他知道你很多很多的秘密，而你对他一无所知。你们的关系也是在你最脆弱的时候建立的，你的脆弱很容易被利用。在这种不平等的基础上成为恋人，最终你一定会受到严重的伤害。因此心理咨询和心理治疗的职业伦理明令禁止心理咨询师和来访者恋爱，更严禁发生性关系。靠谱的治疗师（咨询师）会明确界限，严格注意自己的言行举止不会侵犯到你。无论心理治疗师（咨询师）用何种理由，他和你发生了性关系或者他有性骚扰行为（肢体接触、语言骚扰），你都应该果断地报警和投诉！即使是在你同意的前提下，他和你发生性关系仍然是不对的！

　　和心理治疗师（咨询师）成为朋友就不是一刀切的明令禁止了，取决于你们关系的具体实际情况。你需要知道的是，如果你希望心理治疗师（咨询师）能够一如既往地帮助你，那就不要让他成为你的朋友。明智的做法是让他一直是你的心理治疗师（咨询师）。维持专业关系是心理治疗和心理咨询能够有效帮助你的重要保障——这也是为什么一定要有稳定治疗（咨询）设置的原因。而当你们成为朋友后，他无法再做到像做心理治疗（咨询）的时候那样单方面地关注你、倾听你。离开了咨询室他也是和你一样的普通人，他会有他的烦恼，你会发现他也有很多无法处理的生活苦恼，甚至有时候他也是抑郁的——这个时候他可能也会需要你的帮助。如果你和治疗师（咨询师）都认为你的心理状况已经得到改善，以后都不再需要继续心理治疗（咨询），同时你们都能够接受彼此成为朋友，那么是可以的。不过据我们所知，所有的心理咨询师和心理治疗师都对与来访者成为朋友持谨慎的态度，大多数会明确拒绝。只有少部分心理咨询师和心理治疗师能够接受和来访者成为朋友，并且一定是不会和所有的来访者都能成为朋友。这一态度是为了保护来访者——成为朋友很可能对来访者来说是一件坏事。如果你的心理治疗师或心理咨询师主动提出想和你做朋友，那么你就要注意并保持谨慎，仔细辨别他的意图，最好是拒绝他并杜绝与他有咨询室之外的任何联系。

　　不靠谱的心理治疗师（咨询师）可能还会和你拓展出其他性质的关系，比如他邀请你报名他主讲或者运营的培训课程，他很可能打着学习心理学知识能够让你更懂自己、帮助你学习处理人际关系或家庭关系等等幌子。而我们要告诉你的是，学习心理学知识不会让你的心理更健康。懂得了心理学知识仅仅是懂得了知识而已，在你的生活中大多数时候并不是你懂得的知识越多越能让自己的心理更健康，就像你会发现自己懂得很多道理，你知道该怎么让自己好起来，但就是做不到。让你报他的培训课程的心理治疗师（咨询师）只有一个目的，就是赚你的钱。如果你手上有一些资源，不靠谱的心理治疗师（咨询师）可能会提出和你交易，或者请你帮忙，比如向你咨询法律相关问题（假如你是律师）、拜托你给他的一个亲戚安排工作、解决他的孩子上学问题。当你的心理治疗师（咨询师）出现类似的行为时，不要为自己能够帮到他而高兴。再次郑重提醒你：你们的关系非常不平等，他知道很多你的信息——无论是公开的还是隐秘的——而你对他所知甚少。由于这种关系的不平等，你处于弱势一方，你无法像处理其他的关系一样和他相处。他会很容易利用你、剥削你，潜在或隐秘地威胁你。我们希望你在遇到这种情况时能够明确地拒绝他的要求，或者换一个心理治疗师（咨询师）。

最理想的情况自然是你们始终保持纯粹的心理治疗（咨询）关系，这对你抑郁症的改善是最好的。当然，由于我们的社会里特别讲人情，如果一个心理治疗师（咨询师）过于强调专业关系可能会显得不近人情，因此很多有经验的心理治疗师（咨询师）也在人情与专业关系之间试图找到一个合理的平衡点。最重要的是，在他和你的关系中，他应当始终以你的福祉为主，尊重并保障你的权利，使你得到适当的服务并避免对你造成伤害。

患者的自我管理

　　当你患上抑郁症并开始治疗后，你将不得不进行一些调整，以适应新的生活。全新的调整包括合理看待抑郁症、按时吃药、评估治疗效果、培养良好的就医习惯、定期复诊、保持和精神科医生的联系。保持规律的睡眠和饮食也有助于你的康复。最重要的是，先积极求助专业人员，再积极自助。

合理看待抑郁症

　　患者一定要树立治疗的信心，你可以战胜抑郁症！你有权利也有机会追求幸福快乐的生活，你能像其他人一样过上你想要的人生，体验正常的情绪，有亲密的伴侣、朋友，按照你期待的样子学习和工作，实现你的目标和意义。你是有价值的，你值得更好地活下去！没有人应该痛苦地生活，你也没有必要让自己一直处于痛苦之中。

在治疗抑郁症的过程中患者会面临很多困难。药物的副作用让你头昏、贪睡、口干等等，有时候让你难以忍耐想要放弃。你会担心别人知道你去看精神科医生或者住院会用异样的眼光看待你。即使是心理治疗或者心理咨询你也会经历改变的痛苦，你知道自己需要改变，但有时候你也会拒绝改变。我们鼓励你要坚持下去，治疗和改变都是值得的，能让你过上更有意义的生活。

把抑郁症的症状和你自己区分开，你对自己的负面看法不代表你实际上不够好。相信精神科医生的专业判断，告诉自己是"生病了"。你没有必要因为生病而过分自责，就像没有人会责怪一个膝盖受伤的人不能跑步。你有恰当的理由"偷懒耍赖"，你值得别人的关心爱护。你可能听到过有人对你说"不要把自己看作是犯了抑郁症，如果认为自己犯了抑郁症，那没病也变成有病。"这句话没什么道理。抑郁症不是想象出来的，它是真实存在的。无视抑郁症并不会让它消失，你仍然时时刻刻真实地感受着很深的痛苦。将那些痛苦解释为抑郁症会让你感觉轻松一些。你可以尝试维持正常的生活、工作、学习，如果维持不了也没有关系，因为抑郁症的一个后果就是导致社会功能减退甚至完全丧失。

信任医生，和医生一起合作对抗抑郁症。不要因为不喜欢你的医生而把所有的精神科医生都推向你的对立面。患者可能会因为医生的态度、某一句话、某些做法、治疗效果不理想、药物副作用而抗拒去医院。你要知道医生面对很多病人，他不会专门针对你。坦诚地向医生介绍自己的病情、服药效果和副作用，关于治疗有任何疑问都可以提出来。抑郁症是一个很难缠的敌人，需要你和医生坚定的合作才能打败它。

本书贯穿始终的一个观点是，抑郁症是一种精神疾病，患者应该像得了其他疾病一样去看医生，按时吃药，定期复诊。过分强调抑郁症的心理因素，忽视抑郁症的生理因素；对药物治疗抱有偏见，轻视或忽视药物的治疗作用，夸大药物的副作用；无视专业治疗，过高地期待"自己调整"的作用；无视、回避严重的抑郁症状，将抑郁症的表现理解为患者的性格特点、懒、想得多、思想脆弱等等，都是大众对抑郁症认知里的错误观点。

按时吃药

按时吃药对每一位患者来说都是一件很难的事情。吃药并不是一两周或一个月两个月就能结束的，需要几个月到一两年甚至更久。大多数患者因为对药物的各种误解导致主动停药，例如难以忍受药物所带来的副作用、担心吃药损伤大脑、害怕被药物控制、认为吃药说明自己很差劲等等。正确看待药物治疗很关键，如果你无法按时吃药是出于对药物的担心，那么我们建议你提出来和医生讨论一下。医生可以为你做一些解释，并根据你的服药效果和副作用调整用药。

有很多患者因为长时间用药而拒绝继续服用，他们可能认为长时间用药会显得自己很奇怪，会感到很沮丧甚至绝望——尤其是年纪轻轻的情况下。他们很害怕"终身服药"。大部分人在需要巩固治疗效果的阶段或维持用药预防复发的阶段特别容易主动减药停药，因为此时症状已经消失，就误认为不再需要继续服用。其实患者可以将抑郁症看作和高血压、糖尿病一样，这两种疾病都是需要每天用药的，吃药可以让身体保持健康，帮助患者维持基本的生活、工作、学习。服药就像吃饭一样，都是为身体补充一些基本需要的物质。坚持按时吃药是值得的。只要充分地治疗，首次发作的患者并不需要"终身服药"，痊愈后在医生的指导下可以停药。越是遵医嘱按时吃药，抑郁症复发的可能性就越小，"终身服药"的可能性就越小。否则，抑郁症多次复发后就不得不"终身服药"。

此外，也会出现各种并非主动停药而无法坚持按时吃药的情况，比如起床太晚早上的药就没吃；医生说饭后吃，没吃饭所以就没吃药；过两天得考试（或有其他重要的事情），不希望药物影响思考；最近太忙搞忘了；因为抑郁症本身的症状——没有动力做任何事情——导致无法按时吃药。在这种情况下，我们建议你和家人共同想一些办法提醒、督促你按时吃药，例如定闹钟提醒、以周为单位把每天的药品分放在药品盒里、家人提醒督促。我们建议你提前问清楚医生如果有一次或两次忘记服药的情况下该怎么处理，这样当你忘记的时候就知道该怎么补救。如果你连续三四天或更长时间忘记吃药，特别是症状出现变化的时候，我们建议你尽快复诊。

评估治疗效果

定期对治疗效果进行评估不仅可以帮你了解自己的治疗进展，还可以帮你更准确有效地和医生沟通。抑郁症的治疗并不是一直朝着治愈的方向进展的，在治疗过程中也会出现症状加重的情况。对自己治疗过程的合理认识以及与医生坦诚的沟通，能够使你对治疗效果保持合理的期待，不会因为症状明显改善而过早停药，也不会因为症状加重而对治疗失去信心。

患者可以继续使用在第二章中介绍的患者健康问卷（PHQ–9）来评估治疗效果。注意评估的时间阶段不是一天两天，而是过去两周总体的情况，所以你不必每天都进行评估，而只需每隔两周评估一次。这样你就可以总体地看待治疗效果，不会因为一天两天的心情糟糕而否定治疗效果，也不会因为一天两天的心情愉悦而过高估计治疗效果。除了患者健康问卷中的问题之外，药物的副作用也是需要你关注的，这涉及你是否能够坚持吃药。患者可以评估药物副作用的持续时间、严重程度，以及你能够忍耐的程度。患者对治疗效果和药物副作用的评估，是对医生非常有用的信息，你可以把它记录下来，在下次复诊时拿给医生看。

如果患者做到了按时吃药，两周到一个月之后还是没有明显的效果，那该怎么办呢？你可以坦诚地告诉医生，医生会对你再做评估，考虑用药方案。如果长时间都没有什么效果，你还可以考虑住院治疗。住院期间医生可以更深入观察你的症状和用药反应，快速调整药物方案，以及采用其他更多的治疗手段。任何对治疗方案有疑问的患者都可以与医生沟通，切忌对医生的治疗失去信心而转去寻找其他方法。另外，患者可能会通过查阅资料，知道了"难治性抑郁症"这一名词，不必急于给自己这样一个判断，我们建议你向医生了解他对于你病情的看法。

培养良好的就医习惯，定期复诊

　　大多数的医院都需要提前预约挂号，所以患者需要熟练地掌握医院的挂号方式。关注医院门诊发布的挂号以及节假日停诊信息，掌握你的医生门诊时间，避免挂不到号而无法看医生。有的医院会给医生一部分权限专门给老病人预约挂号，患者可以问一下医生是否能够为你预约下一次的号。现在有些医院还开通了网上问诊，如果你的医生也能够在网上问诊，那么就会方便很多——你可以向你的医生了解是否能够网上问诊。医院门诊的挂号并不是一成不变的，需要患者随时关注医院门诊发布的最新挂号方式。

　　就诊的时候患者要带上身份证、社保卡、医院就诊卡、门诊病历或出院病历（如果有的话）、近期的检查报告、上次看诊的处方单等必要的材料。如果你有其他的比如日记、网络记录能够反映你心理状态的材料也可以带给医生看。如果你不记得药物的名称，你可以把药盒带上或者拍张照片拿给医生看。所有的就诊材料最好专门保存，当你不记得详细情况的时候医生就能够通过这些材料来了解你的病史。

如果你换到一个新的城市工作或者学习，我们建议你到当地医院重新找一个精神科医生，这样你就不必再花费大量的时间和交通费用回原地医院复诊。就近便利的医院更能够保障你定期的复诊，保障你在需要的时候及时见到医生。你不一定非要追求去知名的大医院而到很远的地方。

保障良好的睡眠和规律的饮食

睡眠和饮食是人们很重要的基本生理需要，如果你过去有一些轻视睡眠和饮食，作息不规律或者没有好好吃饭，那么从现在开始重视起来。睡眠和饮食最重要的一点是规律，按时睡觉，按时起床，按时吃饭——建立起稳定的生物钟，到了时间你的身体就知道该吃饭睡觉了。

先说睡眠。患者可能已经经历了一段时间的失眠之苦，除了使用药物助眠之外，你还可以调整一些行为来改善睡眠。具体可以怎么做呢？你需要建立起时间、床、睡觉三者之间的联系。比如说晚上 11 点钟上床睡觉，早上 7 点钟起床。长期坚持下去，到了晚上 11 点你自然而然就会犯困想睡觉，到了第二天 7 点你也会自然醒来。这需要你从现在开始根据实际情况做调整。第一天晚上 11 点睡着可能会很难，不过在第二天早上 7 点钟起来相对就比较容易些，你可以定一个闹钟，早上 7 点钟不论有多困、多想继续睡觉，都一定要起床。然后在白天除午休之外的其他时间都不要睡觉，就算午睡也要限制在半小时之内——通过限制白天的睡眠，将睡眠时间都挪到晚上——你要坚持到晚上 11 点钟才上床睡觉。不睡觉的时候不要躺在床上，也不要在床上做除睡觉以外其他的事情（例如看书、刷手机、打游戏等等），在床上只有睡觉。这样一来你的身体就建立起一套关于时间、床和睡觉的生物节律。患者可以根据自己的生活习惯来安排上床时间和起床时间。晚上睡不着的时候，你还可以通过比如冥想、肌肉放松等方法来帮助入睡。如果你有一些担心的或第二天要做的事情，你可以把它写下来做个计划，这样就不会一直反复地思考它从而影响入睡。提醒你一下，这些行为调整需要长时间地不断练习才能成功，所以不必因为一时失败而灰心丧气。

相反如果你睡得太多，我们建议你一定要想办法让自己尽量按时起床。你可以多定几个闹钟，让家人或朋友给你打电话催你起床，把窗帘拉开让房间明亮起来，上午安排一些事情让自己不得不起床，等等。睡得多了并不能让你的精神更好，而如果你起床到外面走一走之后，会发现心情反而会不一样。同样，在白天你也需要限制睡眠，等晚上时间到了才上床睡觉。如果你犯困，那么就出去转一转，找点事情做，尽量不要让自己处于坐在沙发上、躺在床上等等适合睡觉的状态中。

在饮食方面，如果患者没什么胃口，做不到按时吃饭，那么你需要了解的一个重要知识是，充足的营养能够帮助你抵抗抑郁症。身体进行任何活动都是需要营养和能量的，如果没有补充食物，那么你就没有力气做任何事情，就更容易陷入抑郁症之中。饿肚子的时候你的脑袋更容易发晕，更加没精神。患者可以尝试让自己的一日三餐变得有规律。和睡眠一样，我们的饮食也是有生物钟的，到了时间就需要吃饭。特别是早上，在你按时起床之后吃点面包或者馒头、包子，喝一杯豆浆或牛奶，或者喝点稀饭，都会让你的精神好一些。如果你常常暴饮暴食，那么需要想一些办法来控制自己，比如限制自己手上的现金，找一个朋友监督自己的进食，等等。很多人在心情比较差的时候会通过吃东西来愉悦自己，但要知道过量的进食反而会适得其反。和朋友、家人一起吃饭是改善饮食习惯的一个好办法，和他们在一起的时候你更容易维持在一个看起来合适的饭量中，能够避免吃得过少或者过多。同时，和别人一起吃饭也有助于维持你的社交关系，保持和

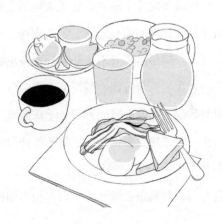

他人的接触对你改善抑郁症也是有益的。所以,约你的朋友们出来吃饭吧!

先求助专业人员,再积极自助

其实我们还可以写更多的内容帮助你在生活中调整,以改善抑郁症,不过那不是本书的重点。我们想要告诉患者的是,你应该先求助专业人员,也就是医生、心理治疗师或心理咨询师。在他们帮助你的基础之上,你再积极自助。市面上有很多关于抑郁症自助的书,你可以买一些来阅读。在这一章中,我们花费了大量的文字介绍来告诉你如何去寻求专业的帮助,希望尽可能地打消你的顾虑。其中很多内容是我们根据患者的认知误区专门做出的澄清和说明,其实我们遇到过很多患者,正是因为他们不相信或者不遵守医生的治疗方案,最终导致自己病情迁延不愈、反复发作。我们希望患者能接受专业的治疗和帮助。

抑郁症的治疗和康复是一条很漫长的路,即使是向专业人员求助这一看起来很简单的事情,也需要患者长久的坚持。无论是你的症状已经有所改善——此时坚持继续治疗有助于预防复发——还是你的症状仍然顽固导致你对求助失去信心,我们都希望你能坚持下去,坚持向精神科医生、心理治疗师或心理咨询师求助,与他们坦诚地沟通,遵守治疗方案,直到你最终康复!

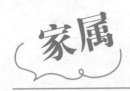

家属 该怎么做?

第四章

　　最初听到王伟念叨心情不好的时候，李红以为他只是说说，没太留意。后来王伟又说不想上班了，觉得工作压力太大，李红就很生气。他们二人刚结婚不久，房贷、车贷都需要一大笔钱，因为买房外面还欠了不少债。如果少了一个人工作，那不仅生活受影响，欠别人的钱也还不上，他们还准备要孩子，更是需要钱。她为此骂了王伟一顿。她觉得王伟就是想逃避，挣钱哪有轻松的？她工作压力也大，为了这个家庭还不是在努力工作！从那开始两人经常莫名其妙地吵架、冷战。

　　有一天王伟早上醒了，却一直躺着没有起床洗漱。那几天李红一直在气头上，就没理他自己上班去了。当她下班回家后发现王伟还躺在床上，一问才知道他没去上班，她的火气又一下子上来了，大骂王伟太懒、不负责任、不顾家庭，好好的日子不过，硬是要毁掉这个家。当天夜里，熟睡的李红突然被一阵响声吵醒，她醒来后看到卫生间灯亮着，就起床去查看。当她打开卫生间门的时候发现王伟躺在浴缸里，手腕上一道很深的刀痕，血正止不住地流出来，地上掉落的正是自己睡前削水果的那把刀。她吓坏了，赶紧打 120 叫救护车。在医院急诊处理了伤口后，医生建议李红带王伟去精神科病房住院。

医生告诉李红她的老公得的是抑郁症。医生还告诉她抑郁症跟压力、家庭、人际关系等等都有关系，让她在平时和王伟的相处中应该多关心、照顾他的感受。李红并不接受医生的说法，她仍然认为王伟就是在逃避责任。她要求王伟要像个男人一样承担起家庭的责任，但每次王伟都说他也想，但是做不到，李红就更加不理解了。因为王伟旷工，工作已经丢了。他又在住院，收入少了，支出反而增加，经济压力特别大。她觉得王伟得这个所谓的"抑郁症"，就是他逃避家庭责任的借口。李红更想不明白为什么明明原来的日子过得还可以，他们刚刚结婚，正是一起为家庭努力的时候，王伟竟然想要自杀。李红每次想到这些就特别难过。

出院之后王伟还是没能去上班，他找过几份工作，但去了几天就又辞职。李红已经和他分房睡了，她觉得自己不能忍受天天看到他那个模样。她想过离婚，但又觉得很舍不得。后来李红觉得现在这样子也不是办法，她在网上找了个心理咨询师，她的本意是希望问问有没有什么法子能让王伟振作起来去工作，别老待在家里。没想到心理咨询师说的和住院时医生说的差不多，心理咨询师告诉她抑郁症是一种病，唯一的办法就是规范治疗。最后心理咨询师还给她推荐了一个科普抑郁症的微信公众号，她关注之后看到有个微信群，她加进去之后发现群里的人都是抑郁症患者的家属。有的跟她一样是抑郁症患者的妻子，有些是丈夫，还有的是父母或者子女。其中一个女人，她也是丈夫得了抑郁症，她劝李红正视老公得抑郁症这个事实，她用自己的经历告诉李红要信任医生，还分享了她和丈夫相处的经验。

李红第一次意识到原来有很多人和她一样作为抑郁症患者家属深受困扰，她阅读了很多患者家属的心得分享，很有感触。她开始对王伟有一些理解了。从其他患者家属的经历中她获得了信心，决定不离婚了，好好照顾王伟，她要帮助他从抑郁症中走出来。她开始每天督促王伟吃药，观察他的生活状态。每个月复诊的时候，她都会专门向医生报告她的观察结果。李红一直留在那个家属交流群里，她认识了更多和她一样的患者家属，她们经常彼此交流，相互鼓励。

无论得什么病，都不会仅仅影响患者一个人，还会对整个家庭造成影响。作为抑郁症患者的家属同样面临着很多的困难：初次得知患者生病时的震惊、缺乏抑郁症照护知识的茫然无措、对患者未来的担忧、对治疗的疑虑、患者失业所带来的经济压力、生活里的各种琐碎事务、与患者朝夕相处的压力等等。本章的内容是专门写给抑郁症患者家属的，你可能是患者的父母、配偶或者子女，也可能是他的亲戚、朋友。你能阅读这本书说明你非常愿意帮助患者，你的关心和照顾对他非常重要。

照顾抑郁症患者并不容易，想要让他"走出来"更是困难重重。你要事先清楚的一点是，抑郁症不是短时间能够缓解的，而是以年为单位计算康复时间，一年、两年，甚至更久，所以你要做好长期照顾患者的心理预期。俗语说"久病床前无孝子"，抑郁症不仅仅是照顾其生活起居，更多的是你会面临着精神上的压力。你现在也许充满信心和激情，但是在抑郁症面前你必然会有疲惫、厌烦的时候。不过你也不必过于灰心丧气，我们有很多方法帮助你。

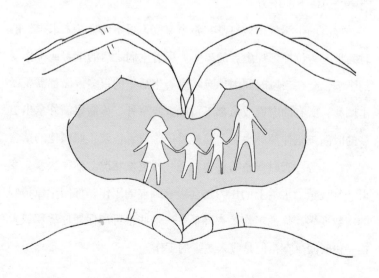

你可能会经历的 "压力"

要打有准备之仗，你需要知道在照顾患者的过程中你会经历什么样的压力。我们的思维有时候会让我们自己感到很无奈，你明明觉得自己不应该那样想，但还是控制不住，你会为自己的想法而内疚自责。在照顾抑郁症患者的过程中，你会有很多的这种时刻。当你知道那样想是很普遍的时候，你就会释然很多。你可能会经历以下的压力。

原有的生活规律被打乱，整个家庭不得不面临在未来很长的时间里有一位抑郁症患者的事实。患者生病之后的学习或工作受到影响，会在一段时间内休息在家。生活里的很多方面都需要做出调整，所有的家庭成员都不可能置身事外。你需要额外拿出更多的时间来陪伴照顾患者，陪他看门诊或者住院，照顾他的饮食起居，等等。有时候还需要你处理一些突发状况。你很快就会变得非常疲惫。生活上的压力还会影响到你的工作，你向单位请假的次数变多，你的工作效率降低——这些很可能促使你辞职或者换一份时间更宽裕但是收入更少的工作。

　　抑郁症会带来不小的经济压力。尽管有医保报销，抑郁症的医药费也是一笔不小的费用。治疗过程通常需要一年到两年时间，总的算下来花费并不便宜。如果再加上心理治疗或者心理咨询，那么花费更是翻倍。同时患者的失业也会导致家庭收入减少，经济压力会变得更大。

　　抑郁症会让你重新考虑和患者的关系，如果你们是夫妻，你可能会重新考虑和他的婚姻；如果患者是未成年人，你们作为父母不得不反思以前和他相处的方式；如果患者是父母亲，你们也很可能会重新考虑自己作为子女的责任。如何与患者相处成为你思考最多的问题，有时候你会希望满足患者要求，有时候又会按照你的期待去要求患者，而更多的时候你不知所措。

　　作为家属，最多的也许是情感上的压力，在你照顾患者的过程中会产生很多的消极情绪。照顾患者影响了你正常的生活、工作节奏，使整个家庭陷入混乱之中，你会感到焦虑、担忧；你会因为尝试引导患者好起来，但对方无动于衷或治疗效果不理想而感到挫败、无力；你会因为认为自己在某种程度上对患者生病负有责任，甚至对方明确地指责你或要求你负责而感到愧疚、自责；你会因为明明给他提供了很好的条件，但他似乎无法好起来，给家庭带来了巨大的负担，即使你知道这样想是不恰当的，但你还是会对患者感到怨恨、愤怒；你会因为担心抑郁症的治愈遥遥无期，生活好像被拖垮，而感到悲伤、沮丧；你还会因为患者想要自杀而不解、愤怒，感到被抛弃。

除了来自家庭内部的压力，你还会面临着来自外人的误解。抑郁症病人和家属通常都会有一种病耻感——对患抑郁症感到羞耻，不愿意开口告诉别人，担心别人瞧不起自己或者用异样的眼光看待自己。你还可能面临着外人的指责，他们会把患者生病的原因怪罪到你身上。如果患者没能处理好某件事——即使那件事和你没有关系——他们也会怪你没照顾好他。

如果医生、心理治疗师、心理咨询师找你谈话，你会发现他们站在患者的角度对你提出各种的要求，这些要求有些你根本做不到，有些你完全无法理解，让你更加不知所措。有时候他们也会直接指责你，让你感到委屈。当你觉得他们的要求或者指责太过分时，你会质疑他们，甚至会怀疑他们和患者是不是合起伙来对付你，这很可能促使你做出决定让患者离开他们。

如果你长期处于慢性压力之下，你的健康很可能受到影响：疼痛（头肩颈腰背）、消化系统问题（胃部不适、腹泻、恶心、呕吐）、免疫力降低（频繁感冒）、性欲下降、食欲降低或过度进食、持续的疲惫、情绪波动大、烦躁、易怒、有攻击性、敏感、忧虑、紧张不安、注意力难以集中、记忆力下降、工作效率下降、负面态度思考一切、优柔寡断、做事拖延、吸烟或饮酒量增加、失眠。如果你出现这些信号，那么你就需要专门来做一些事情照顾好自己。

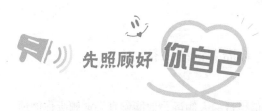

　　你阅读本书的目的一定是希望找到帮助患者的办法。估计你在看到这一章的时候怀着终于找到答案的期待，却没想到先看到的是这样一个标题——先照顾好你自己（也许你看到标题就跳过了这一部分）。没错！我们要优先以及重点向你介绍照顾好自己的方法。如果做不到照顾好自己，那么前面介绍的压力会把你压垮，你必须保持良好的心理和身体状态才能更好地照顾患者。先照顾好自己能帮助你坚持打赢这场对抗抑郁症的持久战。

接纳你所有的感受

　　患者生病后，生活上发生很大的变化，家属在照顾患者的过程中出现消极的感受是很普遍的。你要知道你所有的感受都是正常的。拥有消极的感受反而能够证明你是一个心理健康的人。你不可能像超人一样把所有事情都做得完美，你也不可能屏蔽掉所有的负面感受。除了前面我们描述的各种感受之外，在生活里你还会体验到更多更复杂的情感。你不必否认压抑那些消极的情感，更没有必要内疚和自责。

你需要情感支持

你可以找一位你信得过的人倾诉，他能够真心地倾听你的烦恼，能够理解你的难处，最重要的一点是他不会批评你的消极感受。倾诉能够让你疏解内心的消极情绪，从而更好地和患者相处。定期和亲戚、朋友见面聚会对患者的病情非常有帮助，和他人的联系能让你感觉到自己不是一个人。如果你担心别人知道患者的抑郁症后而对你们持有偏见或歧视，那么你可以在不把患者情况告诉他们的前提下和他们保持定期的联系，这仍然对你有很多帮助。你不必对隐瞒感到愧疚或不好意思，很多抑郁症患者和家属都选择对亲戚、朋友、同学或同事隐瞒。

与其他的抑郁症患者家属建立联系

如果你陪同患者住院的话，你会认识很多的患者家属，去和他们交流，并在出院后保持联系。你们彼此之间可以互相分享有价值的信息、照顾患者的经验，你们还可以互相倾诉和支持。如果患者在住院时结交到了关系要好的病友，那你更要和病友的家属建立联系。患者之间会经常互相交流，你和对方家属的交流也有助于你理解患者的状况，这对他们的康复很有帮助。现在随着人们对抑郁症的认识加深，社会上有很多抑郁症患者和家属的互助团体组织，你可以在网上搜索相关的信息加入他们。和更多与你类似的人保持联系，既能收集更多有用的信息，也能让你不那么孤独。

积极地向其他人求助

你不必一个人承担所有的照顾责任，其他的家庭成员也应当参与进来。在需要的时候你还可以向熟悉的亲戚、朋友求助。不要害怕被拒绝，不要担心给别人添麻烦。明确地向亲戚、朋友提出你的需求，比如在你脱不开身的时候请朋友帮忙照看患者两个小时或者替你跑个腿儿一类的简单事务。当你第一次开口求助之后，你会发现求助变得越来越容易。

休息、放松、娱乐

所有的时间都用于忙碌是不健康的，在你的生活里要计划出一个专门时间用来休息、放松或者娱乐。为自己做一点考虑，允许自己放松，做一些喜欢的事情：看影视剧、打游戏、读书、听音乐、做手工、钓鱼、养花、看比赛等等。一定要保留你的兴趣爱好或者娱乐，千万不要因为忙碌而放弃。还是那句话，你只有保持良好的状态才能更好地照顾患者。

注意健康

留心你的身体和心理健康状况：定期的体检，认真对待身体每一个不舒服的信号，及时治疗；每周规律的锻炼，运动不仅可以提升身体素质，还有助于减压；健康而规律的饮食，不要因为忙而忽视任何一顿饭，也不要随便吃点东西凑合，不仅要吃饱，还要吃好；保障充足的睡眠，不要因忙碌而用喝茶或咖啡来压缩睡眠时间。

照顾抑郁症患者非常不容易，很多人对我们表达过帮助抑郁症患者的挫败感。最初他们希望能靠自己的关怀、爱护让患者感受到温暖，使他从抑郁症的深渊中摆脱出来。他们非常有奉献精神，愿意为患者牺牲自己的时间、精力、需求等等。但他们最终的结果是陷入困局：挫败、无力，对患者绝望、放弃。他们发现患者抑郁症复发时很无助地说"对不起，我没能让他走出来"。我们再次郑重地提醒你，对抗抑郁症是一场持久战，你只有自身做好足够的准备，照顾自己的需求，保持良好的状态，你才能更好地帮助患者。如果你已经了解了这一点，那么就接着往下看。

保障患者得到**充分的**治疗

尊重医生的诊断和治疗建议

　　抑郁症的诊断和治疗是专业性非常强的工作。当患者出现情绪低落、兴趣缺乏、无望无助、自责自罪、食欲下降、失眠早醒等等表现时，就应该及时去看医生，以确定是否罹患抑郁症。当医生确定是抑郁症并建议患者药物治疗时，请尊重医生的诊断，遵医嘱接受治疗，才是患者最正确的决定。

　　你和患者都比精神科医生更了解患者是一个什么样的人，你们对患者表现出来的那些问题有自己的理解，所以质疑医生的诊断和治疗建议情有可原。我们建议你尊重医生的诊断并不代表你们自己的理解是错误的，而是从医学专业的角度来理解那些问题更有利于患者。在接受充分的治疗后，患者有机会脱离痛苦，像其他健康人一样体验正常喜怒哀乐的情绪，过上想要的生活，承担生活的责任，追求生活地目标和意义。否则患者将长期处于痛

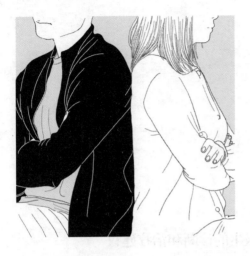

苦中，无法健康正常地生活、工作和学习。患者没有必要长时间在痛苦中煎熬或者伤害自己，更没有必要为此遭受自己和别人的责备。

当你拿着患者"抑郁症"的诊断书时，感受可能很复杂。例如原本你对患者饱含期待，抑郁症让你的期待落空，你感到失望；原本你希望患者能够有所担当、负起责任，但抑郁症却成了他逃避责任的借口，你感到不满；原本你和患者的关系就紧张，患者利用抑郁症控诉你，他将得病的责任归咎于你，你把抑郁症视作他攻击你的武器，你充满愤怒；原本你一直对患者保持距离，你认为他借着抑郁症的名义向你索求关心和爱，你感到厌烦；等等。对患者各种各样复杂的负面感受都可能促使你不想承认他患上了抑郁症。如果你对患者患上抑郁症有很多复杂的负面感受，那么你们一起去进行治疗或者家庭治疗，对改善患者的抑郁症以及你们之间的关系非常有帮助。伴侣治疗和家庭治疗的理论基础正是认为一个人的抑郁症和他的人际关系、亲密关系、家庭功能等等密切相关。

"抑郁症"的诊断对一部分患者具有特别重要的意义。在看医生以前，他已经忍受了很长时间的痛苦，他不知道自己为什么这么痛苦，他试过各种方式去调整但毫无作用。这个时候医生告诉他是抑郁症，那么所有的痛苦就有了解释——原来是得了抑郁症啊！"不是因为我不够努力，不是我不够聪明，不是我不行……"他得以停止毫无意义的自我怀疑，悬着的一颗心放了下来，他不必再费力地将自己伪装成像其他人一样"正常"。所以很多人会发现一个现象是，一旦患者从医生那里得到"抑郁症"的诊断，他好像一下子就真的变成一个病人了。大多数人只看到了表面现象，并因此认为如果弱化"抑郁症"诊断，让患者从"更积极"的角度看待问题，就能够让患者恢复成以前的样子。但抑郁症不是患者演出来的，原来"正常"的样子才是演出来的。无视患者的痛苦让他恢复成以前的样子，对他来说太残忍了。"振作起来""你一定可以的""情绪是可以控制的"这一类鼓励的话只会让患者陷入深深的自责，当患者努力去"振作""控制"，然后不可避免地失败时，他会觉得一切都是他的错——别人都能成功而只有他不行。

把生病的原因归咎于患者自身，指责他懒、逃避责任、不努力等等，无异于对患者的痛苦火上浇油。有很多患者会因为身边人的鼓励或指责而"成功"恢复，他们在得不到理解后选择将自己藏得更深。痛苦并没有消失，直到他再也藏不住才会被发现——让人感到惋惜的是，很多患者此时的选择是自杀。

合理选择专业人员

你们应当了解不同的专业人员所做的工作，并根据需要合理选择精神科医生、心理治疗师或心理咨询师。精神科医生做的工作是评估患者症状、诊断其是否属于抑郁症、开处方药治疗或物理治疗。大多数精神科医生的门诊都非常繁忙，医生在评估诊断后会马上开药让你们走人，这和你们去看其他疾病的医生是相同的。有时候你们确实会觉得有很多话想告诉医生，但医生并没有时间耐心听你们诉说。心理治疗师或心理咨询师有足够的时间耐心而有技巧地倾听患者的烦恼，帮助患者更好地认识和提升自己，但他们不能下诊断书和开处方药。当患者处于抑郁症发作期时应该去医院找心理治疗师。如果你们能够稳定地挂到心理治疗师的号，那么就固定长期地做下去。如果去医院挂号很难，在患者的抑郁症状消除并且恢复基本的社会功能后（能照顾自己的生活、维持工作、学习以及人际交往），可以找一个更方便的心理咨询师。

积极建立治疗联盟

选一个你们信任且喜欢的精神科医生，和医生合作建立良好的治疗联盟，对患者的治疗非常重要。你们在看诊的时候对医生会有各种各样的印象，有的医生很理性，非常认真仔细地斟酌患者的症状；有的医生很有亲和力，让患者很愿意向他诉说；有的医生很严肃，患者见到他就紧张得说不出话来；有的医生让患者感觉很踏实，知道自己有救了。精神科医生与患者、家属的关系也会影响患者的治疗效果。一个你们信任、喜欢的精神科医生能够让你和患者愿意在治疗过程中和他一起合作，愿意坦诚地告诉医生你们的真实想法和感受，愿意配合医生的治疗方案，愿意积极调动你们自己的资源以最大程度帮助患者。

如果你和患者对精神科医生的印象很差，你们觉得他武断、不耐烦、态度差或者说的一些话让你和患者很受伤，你和患者在看诊过程中就会不自觉地保留自己的真实想法和感受，医生也就难以做出准确的判断，因而你会质疑甚至抵触医生的治疗方案，你们也就很难遵守医嘱治疗，治疗效果也必然很差。如果遇到这

种情况，你们可以选择换一个你们喜欢的精神科医生。切记千万
不要因为你们对一个精神科医生印象不好而对整个抑郁症医疗体
系失望以致放弃到医院治疗。

鼓励督促患者遵照医嘱坚持治疗

患者是否该吃药、该怎么吃药、怎么减药或停药、是否采用
其他的治疗方案、是否需要做心理治疗或者是否允许单做心理治
疗而不吃药，这些问题都应当征询医生的意见。有的患者在看过
医生之后，买到药回去并不吃，或者吃几天因为副作用自己停掉，
或者看到好转就自己减药停药；有的患者即使在急性发作期也只
愿意做心理治疗或心理咨询，拒绝吃药。这都是非常错误的做法，
会严重耽误病情导致迁延不愈。

你应当鼓励督促患者遵照医嘱坚持治疗。患者需要按时按量
服药。如果患者自己不愿意或总是忘记吃药，那么你应该提升他
治疗的信心，每天到时间提醒他吃药。按照医嘱把每天的药量分
好、设定提醒闹钟有助于避免患者忘记服药。如果患者非常抗拒
吃药，你最好督促他并看着他把药吃下去，避免他假装吃药。切
忌按照你或者患者自己的想法私自加药、换药、减药或停药。你
和患者都要记得下次复诊的时间并提前预约挂号，避免到时间看
不到医生。如果你们要出差旅行，那么要提前准备好足够的药量，
避免在外地无法及时回来看医生开药。

　　坚持治疗对抑郁症患者具有非常重要的意义。抑郁症是一种复发性很高的疾病，药物治疗的其中一个重要目标就是在维持期预防复发。当第一次抑郁发作时就应该坚持治疗，尤其是在维持期坚持用药，那么复发的风险就大大降低。如果没有接受维持期的治疗，那么就有极高的风险复发。而当患者第二次发作时，治疗难度会增加，治疗周期会更长，再次复发可能性更高。当患者有三次及以上发作时，即使治疗效果很好，复发的风险依然极高，不得不在维持期长期服药。

　　合理地看待病情的变化，做好长期治疗的准备。抑郁症的治疗并不是一直朝着治愈的方向变化，有时候在治疗过程中病情会进一步恶化——可能发生在刚开始治疗时，也可能是治疗一段时间后，甚至可能会在好转了出院后没几天又继续恶化。患者的病情还会在很长时间里维持在一个不好不坏的水平上——时间长到让你们怀疑吃药到底有没有效果。抑郁症的治疗是一个螺旋向上的过程，这个过程中有进步有后退，但总体是在朝着治愈的方向。你们应当做好长期治疗的准备，放弃短期内快速治愈的幻想，保持耐心，坚定治疗的决心。

　　你很可能希望知道患者生病的病因是什么，期待通过改变疾病产生的条件来治疗抑郁症，而不愿意采用药物治疗的方式。生活是复杂的，抑郁症也是复杂的。一个人过去的成长经历和当前的生活中有太多的因素影响疾病的发展，我们很难确定一个患者产生抑郁症的原因是什么。即使精神科医生、心理治疗师或心理咨询师告诉了你患者生病的原因，那也不过是一种可能性而已——没有人能百分百确定一个人得抑郁症的原因，只是能确定和某些因素有关系，而有关系不代表就是原因。事实上，有时候即使找到了病因也无法将其改变，比如患者认为一个已经过去了很长时间的故事导致了他的抑郁，那件旧事已成定局，早就不可能改变；再比如患者因为个子长得矮而长期自卑以致抑郁，身高是无法改变的（即使有办法也不应该为此增加身高）。有时候找到的不是病因而是诱因，诱因是导火索，例如患者因为近期工作压力太大而患上抑郁症，工作压力大只是诱因，而不是病因——同样有工作压力，有的人能保持健康，而患者得了抑郁症。这种情况下休假、调整工作量或者辞职确实能够让患者感觉到轻松，但并不能改善他的抑郁症。抑郁症的治疗应当从患者本身切入。药物治疗能够有效地消除患者的抑郁症状，使他在客观现实没有改变的情况下也能够保持正常的精神状态，合理看待过去的事情、自己的身高外表以及应对工作压力，维持基本的生活、学习、工作——消除症状、恢复社会功能才是帮助患者的正确方法和目标。以工作压力为例，患者在积极治疗之后脱离痛苦，情绪得以改善，看待工作更积极，处理工作更加得心应手，他能像其他人一样很好地应对工作压力。如果只是停掉工作休息而不治疗，那他将来工作遇到压力时仍然会抑郁。

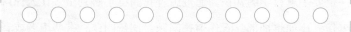

学习科学的抑郁症知识

经过近几年的宣传，抑郁症已经成为大众知晓度比较高的一种疾病，但仍有很多人对抑郁症抱有不少误解。本书的目的之一正是希望增进你和患者对抑郁症的了解，同时我们也鼓励你们寻找更多科学有用的信息。

社会上有各种各样关于抑郁症的观点，你们需要仔细的鉴别，一定要了解科学的知识。通过患者我们也了解到很多让人惊讶的事情，比如将抑郁症看作道德问题、德行问题，有些患者或者家属在得抑郁症之后开始信仰某一宗教，或者到寺庙烧香拜佛，或者专门去找"大师"开悟。有些做父母的认为是孩子不听话，专门把孩子送到军事训练学校。这些做法不仅对患者无益，如果违反患者的意愿，还会严重伤害患者健康，加重患者的抑郁痛苦。抑郁症无法通过对道德上的批判、纠正使其变得积极向上，也无法通过宗教信仰缓解痛苦，更无法通过请某些"大师""风水先生"等等扫除歪风邪气来改善。抑郁症不是道德问题、宗教问题，更不是封建迷信所能解决的。

说到你心坎里的话并不一定是完全正确的。如果你排斥药物治疗，那么当看到一篇宣称抑郁症不需要吃药也能治好的文章时，你会特别高兴。如果你觉得患者就是因为懒才得病，那么当你看到一篇批判抑郁症患者德行的文章时，也会深有同感。但这些观点都是明显错误的。在阅读本书时，有很多观点可能你会不以为然，在和医生交流时，医生的一些话让你很不舒服。这是正常学习新知识、刷新原有认知时都会出现的感受。

在阅读信息时注意以下三点将有助于你鉴别真伪：第一，信息来源，作者具有医学或心理学背景的可信度更高，非医学或心理学背景的可信度更低；来自公立医院或非营利的公益组织可信度更高，以营利为目的（为了让你花钱的）的私立机构或个人的可信度更低。第二，观点证据是什么，个人或者少数人的经验即使看上去很有说服力，但推广到多数人身上时具有风险；而用于治疗抑郁症的每一种药物都是经过研究验证在大范围的人群中都有效才能被批准上市的。第三，观点是否极端，例如快速治疗抑郁症、一场谈话当天见效（或一月治愈）、治疗抑郁症无须药物等观点都过于极端。事实上抑郁症虽然可以治愈，但药物治疗是首选，治疗周期长且易复发，并没有简单快速的办法。

观察患者症状及治疗效果

你要熟悉抑郁症都有哪些症状表现，你要知道患者的哪些表现属于抑郁症的症状，什么情况属于轻微，什么情况属于严重。在和患者的相处过程中你要留意他的情绪状态、做事情的兴趣、对自己的看法、饮食和体重变化、睡眠和精力状态、基本生活能力、学习或工作效率、与别人交往状况等等。在开始药物治疗后，你还需要观察前后的症状变化，患者服药后的副作用。在症状严重或副作用难以忍受的时候要及时复诊。

最主要和最重要的依据是患者的主观感受，你可以直接询问患者"最近感觉怎么样"。相信患者所说的，不要用你的观察去质疑患者的主观感受。例如你的观察是患者玩游戏玩得很开心很投入，但当你询问他的时候他说觉得很没劲，此时应以患者的主观感受为准——患者确实会因为抑郁症体验不到愉悦感，仅仅是在打发时间。假如他在欺骗你，明明他很开心却对你说很没劲，说明你们之间的关系很可能存在问题（有可能是他不信任你，有可能是你反对他玩游戏的态度，也有可能是你们有其他矛盾），那么你相信他的主观感受体现了你对他的尊重。你尊重他的态度会逐渐改善你们的关系，他会越来越愿意向你敞开心扉。

你可以从两个角度来对比患者的状态变化：一个角度是和他自身比较，比如现在和他生病之前比较，和他最严重的时候比较，今年和去年比较，最近一个月和更早之前比较；另一个角度是和他周围的人比较，比如和他的同学、同事或其他经常相处的人比较，他处在什么样的水平，如果大家都压力很大，那么他感到有压力也是正常的，如果其他人很轻松，就他感觉压力特别大，那你就要留意是不是抑郁症更严重了。

你最好陪同患者一起去看医生，把你的观察告诉医生。你提供的信息很重要，因为患者有些时候并不会注意到自己的外在表现。比如还是玩游戏的例子，患者的主观感受是游戏很没劲，但在你看来他玩得特别投入，他很可能并没有注意到自己外在的样子。或者你会观察到患者坐在沙发上两三个小时都在发呆，他也很可能并不知道自己在发呆。把你观察到的描述给医生，医生会进一步判断患者的病情和治疗效果。

常备求助信息

你应该熟练地掌握医院的挂号方法和规则，保障患者能够定期复诊。你可以向你的医生、心理治疗师或门诊护士了解，你还可以在医院官网、微信公众号或 APP 上阅读详细介绍。事实上即使挂号很难也仍然有很多患者能够定期地看医生或做心理治疗。如果患者到新的城市学习或工作，最好是到当地的精神病院就医，与新的精神科医生或心理治疗师建立联系。这样患者看医生比较方便，不必再回到原来的地方，有助于保持定期复诊的积极性。

如果患者需要做心理咨询，那么你们也应当掌握当地的心理咨询机构或者心理咨询师的联系方式。为了更好地帮助处在心理危机中的人们，社会上开通了很多的心理热线。在下一章节中我们整理了国内的心理热线，患者和你在需要的时候都可以拨打这些热线。社会上还有很多抑郁症的公益组织或营利机构，加入他们能够为你们提供更多的支持。你可以向精神科医生护士、心理治疗师或心理咨询师寻求推荐或者在网上搜索。

除了专业人员，你还应该知道在你一个人应付不过来的时候你还能找到谁求助：你的邻居、小区物业、村委会、街道办、住在附近的亲戚或朋友、120 救护车以及警察。

四)) 调整 与 患者的关系

　　不论你和患者之前的关系如何，在他确诊抑郁症后你都需要调整和他的关系。如果过去你对他严格要求，那么你需要调整对他的期待；如果你们之前经常出现矛盾，那么你需要增进你们的关系；如果你过去对他不闻不问，那么你需要更多地关心他；如果过去你对他管得很多，那么你需要给他更多自主的空间；如果你对他经常严厉地指责，那么你需要更欣赏他。患者生病后无法再维持正常的生活、工作、学习，你要理解他处于痛苦之中，学习与他相处。你需要将焦点放在你们的关系上，而不是其他的事情。

明确告诉患者你知道他的痛苦

　　你应该明确地对患者说："我知道你感觉很不好，我知道你很痛苦，我知道你生病了。"这句话表明你知道患者正经历痛苦，你知道他病了，你关心他——仅仅是你的理解就对他有非常大的安慰作用。在第二章我们介绍过抑郁症是一种孤独的痛苦，认同他的痛苦和生病让他感到被理解、被重视、被关心。

如果你不善言辞，你要学习把你的内心想法用语言表达出来。你保持沉默或者回避患者生病这个话题，都可能传达给患者一种你不理解、不关心他的态度——你要知道抑郁症患者通常以负面的眼光看待周围世界，这意味着他会消极地看待你对待他的方式和态度。

患者实实在在地处于痛苦中，你需要做的是认同他的痛苦而不要否认他的痛苦。不要对他说"你这点事儿算什么？挺一挺就过去了""坚持一下，过了这段时间就好了""我压力比你还大，我都没生病"。这些话否认了他感受到的痛苦，让他觉得自己很无能。他感到不被理解后，便不愿意再和你交流。很多患者常常会有"不被理解"的感觉，这让他们排斥和人交流，即使是曾经最亲近的人也不愿意交流。相反，患者会更愿意和现在患有或者曾经患有抑郁症的人交朋友，因为他们彼此能理解。所以如果你不知道怎么和患者拉近关系，你可以学学他的抑郁症朋友。

区别抑郁症的症状与患者本人性格特点

当一个人膝盖受伤时，你能看到他的伤口和绷带，你知道让他跑起来是不合情理的。抑郁症不像膝盖伤口可以明显地被分辨出来，你需要学习区分出哪些情况是患者抑郁症的症状，哪些情况是患者本人的性格特点。例如患者整天躺在床上什么事都不想做、做某件事之前一直犹豫要不要做——这些是抑郁症的症状，并不是他在偷懒。如果在治疗一段时间后，他开始主动地做自己喜欢的事情，很开心地打游戏、外出和朋友见面。晚饭后你想让他洗碗，他说不想做，然后回房间开心地打游戏——这是在偷懒，不是抑郁症的症状。

将患者的抑郁症症状与患者本人的性格特点区别开来，有助于你更好地理解患者。当你发现他躺在床上什么都不做的时候，你能理解他的这种表现是因为抑郁症，你更有同理心，不会因为看不惯就批评他。这种区别还有助你对他保持合理的期待，你能知道他能做到什么和做不到什么。如果因为抑郁症的症状导致他不想做任何事情，当你要求他洗碗他并没有去做时，那么你应该保持宽容。如果他的症状已经改善，明明能做很多他喜欢的事情，只是因为他不想洗碗而拒绝你，那么你有理由继续要求他或者批评他。抑郁症已经给患者造成了很深的痛苦，他不应该因为抑郁症的症状再次受到自己和别人的责备——他因为抑郁症的症状而表现出来的样子并不意味着他本人就是那样的人。

抑郁症的影响比我们想象的要广泛得多,在很多不经意的地方都有着抑郁症的影子。患者其实知道自己应该积极地做出改变,调整自己的生活、行为等等方面,但实际上患者很难有行动力。这不是患者在逃避责任,是因为抑郁症导致他没有行动力。这就像膝盖受伤无法跑步一样,大脑的功能受损让他无法像健康人一样可以有效地规划自己的生活。有时候患者甚至会做一些让我们看起来很愚蠢、让我们很气愤的行为,他的行为严重阻碍抑郁症的治疗,比如他偷偷地停药、伤害自己,当你发现时病情已经明显恶化。这会让你怀疑他故意不想治好抑郁症。这仍然是抑郁症的症状所导致的结果,患者对治疗感到绝望,他认为药物没有效果而自己停药。他因为太痛苦了而希望用自残缓解痛苦,或者觉得自己不配好好活着而用自残惩罚自己。

尊重并鼓励患者独立自主

在患者的抑郁症发作期你确实需要"多管一管"。这个时候因为抑郁症的症状,患者没有能力做出正确合理的决定,尤其是治疗方面的决定,更需要你温柔而坚决地监督管理他接受治疗。在症状严重的情况下"尊重"患者拒绝就医、拒绝服药等等不配合治疗的决定,会耽误治疗导致病情迁延不愈。

在抑郁症状消除后的巩固治疗期和维持治疗期,在不涉及抑郁症状因素以及治疗决定的其他方面，我们建议你尊重并鼓励患者独立自主。你照顾患者不代表所有的事情都要帮他做，应当避免大包大揽。你没有必要过于细致地干涉他的生活，例如他的日程安排、交朋友、外出、兴趣爱好等等。当患者主动提出自己的愿望和决定时，你要放下自己的担忧、期待和评断，尊重他的愿望和决定。如果患者自行其是，并不想和你谈，那么你更需要在行为上表现出尊重他的态度，少批评指责、少指手画脚。在一些重要的事务决定上，例如患者是否继续上学或转学、是否辞职或换一份工作，你可以提出你的意见与患者商量，但不要强迫他接受你的意见。无论患者做出什么样的决定——即使你觉得那样做很愚蠢，他以后肯定会后悔——你都要尊重他。如果你想做得更好一点，你还可以支持他的愿望和决定，不仅从精神上鼓励支持，还可以提供物质条件支持他实现他的目标。你的尊重和鼓励会让患者感受到没有被限制、能够按照自己的意愿自由选择和决定——换位思考，你其实也不想被别人管得太严——会给他带来积极的情感体验和自由感，这有助于他的康复。

如果你确实看不惯患者整天待在家无所事事的样子，用"你不要……"的句式和他谈只会引起他的反感。你可以问他："你最想做什么事情？""做什么事情能让你感觉好一些？"他的回答不一定是你所期待的，例如他很可能说待在家发呆就很舒服。这是一个了解他的过程，你能知道他待在家发呆实际上对他很有用处。不论他的想法是什么，你都要尊重并鼓励他。一项活动能

否让患者感觉好一些应当以他的主观感受为准。有时候他说想尝
试某项活动，但实际尝试之后又会觉得没意思，这不应该怪他，
这种情况很普遍。当然，患者想做的事情应当是安全的，像吸烟、
饮酒、赌博、危险行为（如超速驾驶、自伤）等明显有害的活动
应当严格禁止。如果患者不知道自己该做什么，那么你可以鼓励
他去积极地尝试各种不同的活动。

　　我们每个人都对"好的生活"有自己的认识。如果
我们认为早睡早起有助于健康，那么我们就接受不了熬
夜睡懒觉；如果我们认为一个学生要全身心地认真努力
学习，那么就接受不了他娱乐玩耍；如果我们认为一个
人要积极和别人交往，那么就接受不了他宅在家里独处。
作为抑郁症患者的家属，你担忧他紧张他，希望他能尽
快好起来，你会比平时更容易把自己"好的生活"的认
识放在他身上。但那并不一定对患者是合适的，至少不
一定是对患者当前的状态是合适的。放下你的想法和认
识，去了解患者"想过的生活"。

倾听理解患者

如果说患者希望从你这里得到些什么，也许最重要的就是倾听和理解。你的倾听和理解能够给患者非常大的安慰，缓解他的痛苦，加深你与他的关系。

错误的倾听

倾听并不像看上去那么简单，日常生活中很少有人能够做到真正的倾听。很多人在面临患者的痛苦时第一反应都是想办法、出主意、提建议，希望尽快解决问题来缓解他的痛苦。例如对学习很焦虑可以报补习班、少玩手机、增加学习时间；心情不好可以找点开心的事情做、出门散心、调整想法；工作不顺心可以辞职休息或者换工作。人们还习惯于表达自己的观点和态度：安慰患者，以自己的经历向患者说明他正在经历的是"正常的""没什么大不了的"；向患者道歉，为过去自己给患者所造成的伤害表达歉意和后悔，并给出新的承诺；从另一个角度去陈述"事实"，向患者表明他所想的是错误的，例如澄清一件过去两人之间发生的事情。这是大多数人误以为的倾听：第一步，认真仔细倾听患者说的话；第二步，分析问题；第三步，提出解决办法或表达自己的观点和态度。

如果你是这样做的，你可能会听到患者说："道理我都懂啊！我自己知道该怎么办啊！"他很可能并不会采纳你的建议或接受你的安慰，或者实际问题解决了而患者仍然心里很痛苦。你以为事情完美解决了，但后来发现患者还是原来那个样子。这也可能导致你对患者很不满，你认为他患上抑郁症完全是因为他自己的问题，是他"不想改变"。你会发现你越来越不懂患者，他和你的关系越来越疏远，他不想和你有任何交流。这说明你并没有听到患者的真实感受和需要，你的安慰和建议、你为他所做的事情不一定是患者真正需要的，因而无法让他满意。

真正的倾听

真正的倾听需要放下你自己内心中的经验、想法、感受、评判。每个人在生活中时时刻刻内心都会涌出各种各样的想法、感受、评判等等，这是正常的心理活动。在平时的生活、工作、学习中，这些想法、感受、评判有助于你更好地处理各种复杂的事务。但是在和患者相处时，它会阻碍你对他的倾听和理解。你就像戴着一副"有色眼镜"，你看到的颜色是你习惯于看到的，你会忽略患者本身的颜色。例如当患者在谈他考试很焦虑时，你会很快就想到他平时玩手机的样子，就断定是他太贪玩耽误了学习时间才不得不焦虑，然后你对他说："少玩点手机，多学习！"这样他会感到被批评指责——没有人愿意在向别人倾诉时被批评——你丧失了进一步理解他的机会。如果你在听到患者抱怨考试压力大时，你想到了他平时玩手机的样子，你猜测是他玩手机太多了（实际上你也猜对了），你可以按捺住自己的想法，不要说出那句批评的话，继续耐心地听患者抱怨，你能感受到他的压力和焦虑，你对他说："学习任务很重，你确实压力比较大。"当他听到你这句话后，他知道了你能懂他的压力，那么他就会进一步向你表达——你就有了进一步理解他的机会。把你心里出现的各种想法、感受、评判先放在一边，以好奇的态度去了解患者到底发生了什么，你会发现患者真正的感受和需要是什么——看到患者本身的颜色。

真正的倾听需要你放弃表达你的观点、态度、意见。在和其他人的交流中，我们一直处于表达自己观点、态度、意见的状态中，有时候是很明显的语言、表情、语气，有时候是不那么明显的身体姿态、潜台词。当患者谈及的内容涉及你时，你会很容易进入表达自己的状态。尤其是当患者的话听起来是在埋怨、指责你的时候，你会想为自己解释或者向他道歉。例如患者对你说起几年前他上初中的一件事，他和朋友玩到很晚才回家，你把他骂了一顿，他心里一直很难释怀这件事。你听了之后感到很愧疚，你立刻对他说："当时我担心你在外面出事嘛，你没有电话我也联系不上你，我现在向你道歉！"看起来你做得很好，主动承担了你的责任，但你还是会丧失进一步理解他的机会，甚至会让患者在想你是不是表面上道歉而内心觉得他小心眼、钻牛角尖。

如果你在倾听的时候，认真体会他说这件事的感受，你会感觉到他和朋友玩得特别开心后，回家就被你大骂一顿的那份委屈和害怕，你可以对他说："那个时候你觉得很委屈，也很害怕。"在他知道你懂了他那时的感受后，他会继续对你讲从那件事之后他的心路历程，他会告诉你后来他每次和朋友一起，既怕先回家朋友们不高兴，又怕回家太晚被你骂，导致他每次都很紧张害怕，不能开心尽兴地和朋友玩耍。如果此时你仍然能够按捺住向患者道歉的冲动，他还会告诉你他早就原谅了你，因为那次他确实玩得太晚了，他知道你是在关心他，现在他说出来只是想让你知道而已。

当你坚持表达你的观点、态度时，你们会很容易陷入辩论、争执。你们站在各自的立场上不停地为自己辩解、争论或者指责、埋怨对方。如果你发现你们是在争吵，那么你更要仔细地留意患者所说的话，体会他的感受和需要，因为有很多藏在心里的话只有在他愤怒、争吵的时候才有勇气说出来。如果你能在争吵过后更理解他，那么争吵是有益的，否则你就要避免争吵——当争吵发生时，你要克制住自己，等你心情平复之后再来和患者谈。

读到这里你发现什么都不让说，那到底该怎么交流？你需要反馈的是你对患者的理解，当你全身心投入地倾听患者诉说时，将你听到的、体会到的患者的感受和需要说出来向他确认。有时候你的理解是对的，患者在发现你能理解他之后会感觉好很多。有时候你的理解是错的也没关系，只要你保持倾听并传达你希望理解他的态度，而且患者能够感受到你正在真诚地尝试理解他，那么他会帮助你理解他自己，当你错了的时候他会纠正你。

真正的倾听需要放下你自己内心的经验、想法、感受、评判，放弃表达你的观点、态度、意见，全身心投入地倾听患者所说的话，将你听到的、体会到的患者的感受说出来向他确认。有时候你的理解是对的，有时候你的理解是错的。当你错了的时候，只要你展现出希望理解他的态度，他会纠正你，帮你理解他自己。

有时候患者会大发脾气，说的话很难听，埋怨你、辱骂你。这时候你心里会很难过，你确实很难再投入地倾听他。不过我们仍然鼓励你去尝试理解患者此时的感受和需要。要知道患者发脾气同样也是在表达他的感受和需要。他选择发脾气可能是因为他缺乏心平气和表达的技巧，也可能是曾经心平气和地表达过，但没有被重视和理解。如果从现在开始你能够去理解他，那么他慢慢就能学会正常地表达感受和需要。例如当你进到患者的房间准备整理房间时，他突然对你发火，让你滚出去，你可以对他说：

"你现在对我很生气?"

"是的! 我说过多少次不要动我房间的东西!"

"你希望我不要动你房间的东西。"

"你终于能听懂我说的话了! 从小到大我说过多少次,我房间里的东西你不要乱动!"

"是的,你说过很多次,你觉得我不够尊重你?"

"对! 我已经是个成年人了,我需要自己的空间,你不要总是来干涉我!"

"你是成年人了,你希望我不要再事事都干涉你。"

"对! 就连我想买我喜欢的衣服这种事情你都要干涉,我必须买你喜欢的才行,可是我觉得特别丑,我不喜欢!"

"你想以后能够决定买你自己喜欢的衣服。你希望我以后不干涉你的决定。"

"是的!"

当你全身心地倾听并且重视患者的感受和需要时，他的情绪就会逐渐缓和下来，能够心平气和地和你谈话。当你理解患者后，他自然也不会再对你发脾气。

当患者对你发脾气时你还有机会倾听他的感受，而患者拒绝与你交流，情况会更糟。实际上大多数患者在很多次尝试和家属沟通失败后，会对家属感到失望，并拒绝袒露心扉。如果你遇到的是这种情况，想要患者直接和你沟通就很困难。你需要付出更多的努力来赢得患者的信任，你要做的就是先停止说教、批评、指责——先做到前面那些不该说的不要说，更不要因为患者不和你交流而批评他。无论你多么看不惯患者的样子，你都要克制住自己的脾气。如果你特别想要说出来，你可以找其他的人来吐槽患者——当然不要让他知道——吐槽后会让你在面对他时更能保持心平气和。接下来你可以尝试和患者一起做一些他喜欢的事情（比如打游戏，如果你不会打游戏，你可以在他允许的前提下坐在他旁边观看）。当他发现你停止说教，并且愿意陪他一起做他喜欢的事情，他会逐渐重新建立起对你的信任。如果他喜欢的事情是你不能接受的（例如你不能接受他打游戏），那么你需要调整观念，即使不接受也不要反对。在他对你重新建立起信任以后，他会逐渐有意愿和你交流。

想要判断你是不是真正地在倾听患者的诉说，一个简单的依据就是他接下来向你的倾诉是不是更多了。指望患者主动向你敞开心扉是不现实的，每个人都知道应该把不开心的事情说出来，

但不是每个人都有合适的倾诉对象。即使你是他的亲人，你也需
要通过实际行动来赢取他的信任。你必须努力、认真、全身心投
入地倾听患者的感受和需要。

○ ○ ○ ○ ○ ○ ○ ○ ○ ○ ○

　　注意你在反馈时的语气，同一句话不同的语气隐藏
的含义有所不同。你可以先试一试下面三种语气表达出
来的效果。

　　关心、询问的语气：你觉得特别委屈？

　　确定无疑的语气：你觉得特别委屈。

　　责备的语气：你觉得特别委屈！

　　关心、询问的语气代表你关心着他，你想知道他是
不是感到了委屈，你在尝试理解他，即使你理解错了，
他不仅不会怪罪你或对你失望，他还会帮你理解他的感
受。确定无疑的语气代表你断定了他就是委屈，你不需
要向他求证是否正确，说明你并不在意他是否真的委
屈，你只相信你自己的判断，你并不想理解他。这会导
致无论他是否真的感到委屈，他都不会愿意信任你。责
备的语气代表你认为他感到委屈是不对的，你在批评指

责他——他鼓起勇气向你诉说他的感受，你再一次伤害了他。确定无疑和责备的语气都会关上他试图向你敞开的心扉。

学会倾听将帮助你更好地满足患者的需要

很多家属面临的一个困境是：明明为患者做了很多事情，付出了很多，但患者还是很不满，一点都不领情！造成这一困境的主要原因是你所做的事情并不符合患者的需要。例如患者只是想抱怨一下他考试压力大而已，你却督促他抓紧时间学习；患者只是想要大哭一场，你却安慰他不要哭泣；患者只是想要让你知道某件事，你却向他道歉。虽然你的做法没有错，但实际上没有满足他的需要。久而久之，他知道当他想要抱怨、想要大哭、想要说一件隐藏多年的心事时，你并不是那个合适的倾诉对象。你会发现他和你变得疏远，他不想再和你交流他的内心。

全身心投入地倾听患者，能让你知道他真正的感受和需要是什么，你就知道应该怎么说和怎么做才能满足他。你不会做无用的事情甚至是再一次伤害他的事情。你会知道他只是想抱怨、想哭、想要说出一个多年的心事，你只需要听就够了。在了解了患者真正的感受和需要后，你才有机会决定是否帮助患者解决他的现实困难。如果是只有患者本人才能解决的他自己力所能及的问题，那么你的倾听、理解就是最好的支持。如果患者自己一个人无法解决，他明确地表达了希望你能够帮助他，而对你来说又是力所能及的事情，那么你应该积极地帮助他。如果他所遇到的问题本就是无解（例如亲人离世），那么你的倾听、理解仍然是最好的支持。

倾听、理解就是最好的支持

你肯定会担心一点：患者本来就很消极了，如果只是一直顺着他说而不引导他积极起来，那他会不会越陷越深？消极负面的感受和其他的感受一样都是每个人的一部分，是真实存在的，忽略它不代表它会消失。接纳消极负面的感受，允许患者流畅地表达他的痛苦，对他的身心健康是有益的——这也是俗话说的"哭一下就好了"的意思。当你全身心投入地倾听患者时，你为他提供了一个充分表达痛苦的机会。若你只顾着分析问题、提建议、安慰、表达观点或态度等等，会让患者感到不被理解而不愿意充分表达。只有在痛苦被充分表达后，患者才有机会从痛苦的煎熬中解脱出来，他才有力量改变自己——如果患者一直处于痛苦的煎熬中，他没有任何余力去改变。换句话说，表达痛苦不会让患者越陷越深,而忽视、压抑、不允许表达痛苦才会让患者越陷越深。

　　你可能会说："我只倾听,我只说我理解他,那他的实际问题还是原来那个样子没有解决啊?"你要知道和解决问题相比,你的理解同样对患者有着非常大的安慰和支持作用。尤其是当患者的问题只有他自己才能解决时(比如考试、人际关系),你的理解比督促他解决问题更重要。"我知道你心里特别痛苦,我能理解你""你现在压力很大""你很辛苦"——这些话让患者感到有人懂他,"有人站在身边",他不是一个人孤独地承受痛苦。例如有很多明明特别优秀的学生,在考试前仍然会不断地抱怨压力大、担心考不好,而在成绩出来后又会发现他实际分数特别高——他们的考前压力会让很多不理解的人感到厌烦或者感到被欺骗。事实上最后的考试分数并不意味着考前的压力和担心是虚假的,即使客观的现实问题解决起来很容易,在当事人的主观感受中仍然会造成强烈的痛苦感。理解他的痛苦感,"有人能懂他"就足够了!**在这个过程中需要你具备的一个能力是:你能够忍受他带给你的痛苦感,你不会因为他带给你的痛苦感而急于解决他的问题。**当患者的现实问题并不那么容易解决或者根本就无法解决时(例如亲人离世),你的倾听和理解就更加重要——虽然现实问题解决不了,但他还有你在!

你们的关系本身就是良药

　　你可能已经发现我们并没有向你介绍如何解决患者实际的压力问题,而是始终聚焦在你和患者的关系上。有一句话是这样说的:"即使要与全世界为敌,我也会站在你这一边。"这句话体现了深深的关注、爱、理解、支持和接纳。如果患者无论遇到什么样的困难,他都知道你是和他站在一边的,那么你对他就是一种巨大的支持,他就有足够的勇气去面对任何困难——"即使是与全世界为敌"。在面对抑郁症时,患者知道他不是自己一个人孤独地忍受痛苦,他知道你理解他、懂他,这会给他巨大的安慰和支持,给他力量战胜抑郁症。你无法替他对抗抑郁症,但你可以在患者身后给他支持。

　　简单来说,从你和患者的关系出发来和他相处,如果你的做法让你们的关系更亲密,那么你做的就是正确的。如果你的做法让你们的关系更疏远,那么你做的就是错误的。如果你不知道怎么做,认真地倾听患者的感受和需要之后你自然会知道。

　　如果你和患者的关系很糟糕,你们之间经常爆发冲突,患者有很多的愤怒、怨恨、责备等等负面的情绪是指向你的,你最好先找一个患者更愿意接受的人照顾他。接下来你需要花更多的努力去倾听、理解患者,一点一点赢得他的信任。你们还可以一起去找心理咨询师做伴侣或家庭咨询,从伴侣或整个家庭的角度调

整你们的关系来帮助患者。如果患者是未成年人，那么我们强烈
建议你们去做家庭咨询。

　　如果你觉得你也很痛苦，你没有能力倾听、理解患者，这说
明你也需要别人的关心，你可以去找一个愿意倾听你的人谈一谈。
当你被倾听和理解之后，你也会有能力以及知道怎么去倾听和理
解患者。如果你无论如何都做不到投入地倾听患者，当你听到他
所说的困难和痛苦时就很烦躁不安，无法耐受，迫不及待地要提
出建议为他解决问题。这体现了你自己处理困难和痛苦的方式。
我们建议你也去找一位心理咨询师谈一谈——不论是对患者还是
对你自己，都是有帮助的。

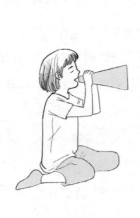
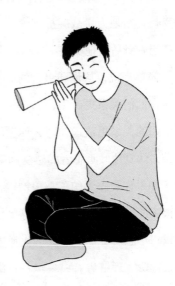

当患者
想自杀时怎么办？

第五章

　　自杀是抑郁症患者无法回避的重要问题，是导致患者死亡的唯一原因。一个抑郁症患者决定要自杀，不是因为他有多么想死，而是因为不想活。活着对他来说是一件痛苦的、无意义的、煎熬的、无法忍受的事情，因此"不活"——死亡就成了他的一个选择。通常来说，自杀并不是患者想到的第一个选择，在出现自杀想法之前，患者已经尝试过各种方式解决当前痛苦的困境，但最终结果都是无效的。在最初患者无法脱离困境非常绝望时，他很可能会出现"到一个没人的地方""消失""假如自己不存在"这一类想要逃避而非主动结束生命的想法。如果痛苦、绝望持续存在，"活着很没意思""不如死掉算了"就像是灵光一闪出现在患者的脑海里，他本人也会被这个想法吓到，第一反应是不要想它，压抑、控制它。在患者痛苦、绝望的困境持续存在的情况下，自杀逐渐成为患者解决问题的主要选择，他开始认真考虑自杀。很显然，自杀是一个很重要的决定。抑郁症患者从出现自杀想法，到真正实施自杀行动有一个很长的过程，因此我们就有了机会帮助他。

📢)) 理解 自杀

　　自杀在全世界范围内都是值得关注的重要问题，根据世界卫生组织发布的《2019 年全球自杀状况》，2019 年全球有 70 多万人死于自杀。国家卫生健康委员会发布的《中国卫生健康统计年鉴 2020》表明，我国城市地区的自杀率为 4.16/10 万，农村地区的自杀率为 7.04/10 万。考虑到我国庞大的人口基数，自杀死亡的绝对人数不可小视。自杀是 15 岁到 34 岁之间青壮年的第一位死因，是我国的第五大死因。而抑郁症能导致自杀的风险增加 20 倍，是自杀死亡的首要原因。

　　过去几十年中很多研究者提出各种心理学理论试图解释自杀，最新的是克朗斯基和梅提出的自杀三阶段理论（见图 1）。该理论认为痛苦、绝望、联结和自杀能力是一个人从没有自杀想法到出现轻微自杀想法，从轻微自杀想法演变为强烈的自杀想法，再从强烈自杀想法到实施自杀行动三个阶段的主要影响因素。

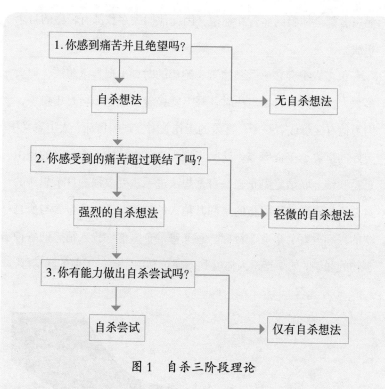

图 1　自杀三阶段理论

　　在第一个阶段，当一个人因为各种各样的原因，内心体验到痛苦并感到绝望时，就会出现轻微的自杀想法。这里的痛苦是广泛意义上的痛苦，即当事人主观感受的生理痛苦、心理痛苦、外界压力、人际烦恼、给他人造成负担、孤独等等。当他生活中充满痛苦时，他活着的欲望就会下降。绝望指的是当事人认为自己的痛苦会一直持续下去，未来没有任何改变的希望。痛苦和绝望都是从当事人的角度出发，他主观上所感受到的。大部分的抑郁症患者都会体验到痛苦和绝望，因此他们大多数都有轻微的自杀想法。

　　很多人都会在感受到痛苦、绝望的时刻出现自杀想法，但大多数人在谈到有自杀想法时，马上就接着会说他不会真正自杀，因为他有父母或者孩子、喜爱的工作、未实现的目标、人生意义、美好的世界、美食等等。这些当事人自己提到的不会自杀的理由正是联结。联结是阻止轻微自杀想法进一步变成强烈自杀想法的重要因素。联结不仅指的是和其他人的亲密关系，还包含与所喜欢的兴趣爱好、事业、目标、意义等等个人能够投入情感的各种事物的联结。如果当事人体验到的痛苦和绝望超过了他的联结感，

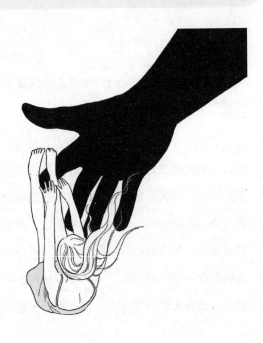

那么他就会进入第二个阶段，轻微的自杀想法演变成强烈的自杀想法。在这个阶段，即使当事人知道自己有父母或者孩子、世界很美好、未来还有无限可能等等，也会因为痛苦和绝望实在太强烈而让他无法忍耐着活下去。此时那些我们常说的活下去的理由对他们来说显得苍白无力，有的人会说："我当然知道这个世界很美好，但那些美好和我没有任何关系。"

自杀并不是一件想做就能做到的事情，不是每一个有强烈自杀想法的人都能实际采取行动实施自杀。在第三个阶段，实施自杀行动需要有自杀的能力。如果有强烈的自杀想法同时又具备自杀的能力时，那么当事人就会采取行动尝试自杀。自杀的能力包括不恐惧死亡、耐受疼痛以及掌握并能够获取致死性自杀手段。不怕死是对自杀者的严重误解。对死亡的恐惧是我们与生俱来的强大本能，能够阻止当事人在有强烈自杀想法时采取行动，例如他写完遗书后已经站在了楼顶平台上，最终还是没能跳下去——有的人会在这之后重新思考如何生活并下定决心做出改变。如果一个人多次接触他人的死亡（如参与战争、抢救生命）、自己濒临死亡（自杀未遂）、频繁地在自杀边缘试探或者脑海里反复地思考死亡，直面死亡恐惧，那么对死亡的恐惧就会逐渐降低。就像一个恐高的人不断地在高处往下看，慢慢地他就不再害怕了。害怕疼痛是有强烈自杀想法的人最常说出来的自杀未遂的理由，有很多人已经把刀子放在手腕上就是因为怕痛才放弃割下去。疼痛也是我们身体保护自己的一种本能机制，想要克服其实很难。

如果当事人曾经有过长期的"练习"，例如多次自杀未遂、频繁地自伤、被暴力虐待，在反复经历疼痛后就会获得耐受疼痛的能力。另外，有的人生下来就不怕痛——天生对疼痛的敏感度就比较低。当一个有着强烈自杀想法的人对死亡的恐惧较低、对疼痛的耐受较高时，那么他就会采取行动尝试自杀。

大多数人在实施自杀后活下来的原因是采取了致死性较低的手段，他们大部分人是通过非医学专业的渠道了解自杀手段，对自杀手段的致死性缺乏了解。如果一名拥有医学背景的人打算实施自杀，那么其采取的手段致死性肯定更高。另外，自杀手段所使用的工具是否方便获取或者自杀手段是否方便实施也非常重要，例如一个人居住在没有高楼的农村地区，他打算跳楼自杀的话，那么在他有强烈自杀想法的时候就需要先花费时间找到一个合适的地点——在"花费时间"的过程中他就有很多机会再次反思自杀这一重要决定——这个过程足以让他自己停止自杀。但如果他想喝农药自杀，农药很容易获取——很可能家里某个角落里就放着一瓶，在他有强烈自杀想法的时候他很快就能拿起来喝掉——他没有任何时间和机会再反思。互联网时代，一个有着强烈自杀想法的人会更容易查找到资料以了解致死性更高的自杀手段，这个学习的过程会逐渐提升他的自杀能力。

自杀三阶段理论能够帮助我们理解自杀的发展过程，最终目的是帮助我们更有针对性地采取干预措施预防自杀，例如限制患者获取自杀工具是预防自杀的主要措施。目前社会上对自杀的态度普遍以回避为主，人们谈其色变，很难有人能够心平气和地讨论这个话题。因此一个抑郁症患者也会因为其有自杀想法而承受着巨大的压力。实际上除了回避它，我们能做的事情还有很多。在具体介绍如何做之前，我们希望你能正确合理地看待自杀。

重视并警惕患者的自杀想法

"主动谈论自杀的人是不会真正自杀的""他想死早就去死了，怎么还会在这说来说去""他说想死就是为了寻求关注，不要被这种伎俩控制了""我了解他，他也就是说说，不会真去死的""他几年前就说要死，到现在还活着""没事儿，不用管他！"作为家属，也许当你听到患者在说他想死的时候，心里会出现类似的想法，你觉得他也许只是说说，不会真正地实施自杀。我们要提醒你的是，不论你对患者有多了解，不论患者想死的原因是什么，不论你们之间的关系好坏，不论他是本身想要自杀还是想以自杀要挟你，不论他是假装的还是真正的，等等，你都要重视并警惕患者的自杀想法。你要丢掉"他不会自杀"的判断，不论你的理由多么的有说服力。你应当将患者与自杀相关的言论或行为视作是他向外界求救的信号，重视并积极地帮助患者接受专业的治疗。轻视患者的自杀风险，不采取足够有效的措施干预，最后患者很可能真的自杀死亡。

和患者谈论自杀，不会导致他去自杀

在面对一个人表达自杀想法的时候，大部分人的第一反应都是"不要想这些，多想想开心的事情"。一方面人们自己会害怕谈论自杀、死亡一类的话题（我们猜测有一部分读者仅仅是阅读本章的内容都会很不舒服）；另一方面人们也害怕和患者谈论了自杀之后就会导致他去实施自杀。这也是我们在工作中经常被误解的一点，有不少的家属曾表达过类似的观点——以前患者好好的，就是我们跟他谈过自杀这个话题之后他才变严重的。这是一种非常错误的观点。

对于一个抑郁症患者来说，他在和我们谈论自杀之前就已经偷偷地琢磨了很久自杀这回事儿了，他甚至已经查阅了很多关于自杀的资料，关于自杀他想得比任何人都多。自杀是一个很重要的决定，他在自杀前会因为各方面的考虑而犹豫不决。就像其他重要的决定一样，独自做出自杀的决定也面临着极大的压力。思考自杀的压力会促使他想要试探周围人的态度或者想要和人交流。有的患者会选择直白的表述，直接告诉你他"活不下去""想要自杀"。这其实体现了患者对你的信任，你应当将患者这种主动表达视为他向你求助——他告诉了你他想自杀，那么你自然就要积极帮助他。也有的患者会以相对委婉的方式，不直接表达他想要自杀，而是试探你对自杀的态度，最常见的情况是询问你对某件自杀新闻的看法。这种情况一般是由于患者会觉得自己提出这个话题后会遭到批评，同时又想要知道你的态度，因此只有将自己与自杀这个话题撇清关系，通过你对自杀新闻的态度来揣测对他想要自杀的态度。

如果直接对自杀避而不谈，你就传达了一种"自杀是一种禁忌""自杀很可怕""自杀不可接受"的态度。患者感受到这一态度后，就会更加小心翼翼地将自杀想法藏起来不让任何人知道。这对患者来说压力会变得更大，他不得不继续一个人思考这个重要的问题。如果你表达了批评、谴责的态度，例如"不负责任""自

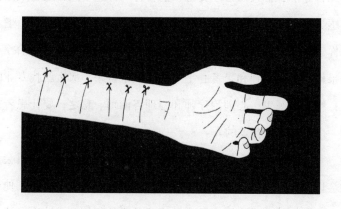

私"，患者接收到的自然也是对他的批评和谴责。患者会感到自己不被人理解甚至是被人误解的，尤其是被关系亲近的人批评、谴责时，会让患者感到更加伤心难过。他可能会对你们的关系感到失望，更加地痛苦，更加地想要离开这个世界。让问题变得更棘手的是，患者不再愿意表达自己有自杀的想法，甚至是故意隐瞒，他有可能自己偷偷地决定自杀，这样就失去了阻止他的机会。

　　如果你能够就像谈论其他事情一样去谈论自杀，那么就会让患者感受到自杀是一个可以讨论的、可以解决的问题，他不需要自己独立地承担这一压力。如果你能做得更好一点，倾听理解患者的痛苦、挣扎，向他表达你能懂他为什么想要自杀，那么会给予患者非常非常大的心理支持，他会有一种这个世界上有人懂我的感觉——和他人的联结能够降低自杀风险。最重要的是，患者和你表达之后，你就有机会阻止他自杀，有机会带他接受治疗。如果你自己做不到和患者心平气和地谈论自杀，那么就找专业的人：精神科医生、心理治疗师和心理咨询师。总之，要让患者找到一个可以讨论自杀的人。

　　令人遗憾的是，有的患者丝毫不给他人任何阻止他的机会。他会以一种只有他自己才知道的方式来试探周围人的态度，他可能会谈起一件日常生活中和自杀毫无关系的事情——这次交流不会引起任何人特别的注意——然后他会根据周围人的反应暗自做出决定。举一个例子，一个独生子目前不想自杀的理由是父母把自己养大很不容易，他要考虑他们的养老问题，那么他可能会询问父母愿不愿意生一个弟弟或妹妹，如果父母表示可以考虑，那么他做出自杀的决定时心理负担就会小一些——有弟弟或妹妹为父母养老。如果父母表示不想生了，那么他就很难做出自杀的决定。他不得不继续痛苦地挣扎，将来如果出现一件让他特别崩溃的事情，那么他很可能就撑不住而再次做出自杀的决定。对于这一类患者来说，他很可能以一种别人都不会意识到的方式做一个告别，最终结果就是所有人都对他的自杀感到意外和震惊。

患者本人对自杀充满了矛盾

劝说患者不要自杀的一个常见理由是"活着就有各种可能性，而死了就再也没有机会了"。患者当然也懂这个道理，他在思考自杀时并不总是坚定的。每个患者在思考自杀的过程中，都是既有死去的理由，也有活着的理由。死去的理由例如活着没有希望、毫无意义、特别的痛苦等等。活着的理由例如家人、朋友等等。在这个过程中患者非常犹豫不决，有时候会因为过于痛苦而急切地想要自杀，有时候又会因为家人、朋友、其他不舍的人或事物而放弃自杀。

有些人的观点是自杀是如此重要的一个决定，如果患者决定要自杀了，就一定无法改变他。这种观点忽视了患者对自杀的矛盾态度，忽视了患者想要活下去的理由。自杀是如此重要的一个决定，必然会经历一个挣扎的过程，这种挣扎将一直持续到患者实施自杀行动，持续到患者死亡之前。即使患者明确表达他毫无活下去的理由，在他自杀死亡之前我们都有机会阻止。我们要坚信，自杀是可以通过治疗改善的。

同样，在患者表示自己没有自杀想法时，你也不能掉以轻心。没有自杀想法是你对患者的期待，是你更愿意看到的。很多家属在听到患者表达自己不想自杀时松了一口气。但你要清楚，如果患者仅仅是没有自杀想法了，只能说明当前患者的状态有所改善。只有当抑郁症状缓解，患者从痛苦的困境中脱离出来，自杀的风险才真正消除。如果抑郁症复发，患者就仍然存在自杀的风险。特别要注意的是，患者看到你殷切地期待时很可能会假装满足你，骗你说他保证不会自杀，而实际上他仍然孤独地忍受着痛苦，在自杀的边缘徘徊。

自杀想法是一种病理性信念

有不少人认为自杀是一个人在理性的情况下深思熟虑后做出的决定，因此很多人直接批评患者的自杀想法，最常用的理由是不负责任。有的人会尝试着理解患者的想法，和他辩论，试图以讲道理的方式改变他的自杀想法，但往往很难成功。有的人在劝说失败后会无奈地承认患者自杀的观念是可以接受的。有的人甚至会赞同患者的自杀，他们认为那是尊重。这些观点或做法忽视了自杀想法是一种病理性信念的事实。即使患者看起来很清醒，说话很有条理，但实际上患者的认知是扭曲的，他对自我、周围现实世界以及未来的看法都是负面的，在此基础上得来的他应该自杀的结论是不合理的。抑郁症患者渴望尽快结束他的痛苦，出现自杀想法不应该再被责备——责备只会加深他的痛苦。自杀不是解决问题、远离痛苦的唯一选择。很多人面临着和患者同样的困难，甚至是更加艰难的处境，但不是每个人都会选择自杀。更重要的是，抑郁症患者的痛苦可以通过药物治疗、物理治疗、心理治疗等等各种方法缓解，患者有机会从痛苦中脱离出来，过上健康幸福的生活。

自杀想法无法通过劝说、压抑、控制而消失

有一个心理学实验是这样做的：不要在大脑中去想象一头白熊。你可以尝试一下对自己重复说"我不要想白熊"，你会发现在接下来的时间里你的脑海中会一直有一头白熊，无法不去想。很多人在听到患者谈论自杀时，都会劝患者"不要想自杀"。但实际上患者在夜深人静失眠的时候、在情绪崩溃的时候、在被拒绝的时候、在失败的时候、在痛苦绝望的时候，自杀想法就像那头白熊一样出现在患者的脑海里。患者没有从痛苦绝望的困境脱离出来，自杀想法就会一直出现。实际上，在患者向你表达他的自杀想法之前，他很可能已经尝试过压抑、控制它，显然他无法做到。如果你严厉地告诉患者不要想自杀，有可能出现的一种情

况是患者不再流露自杀想法，不再和你讨论。但需要注意，患者不主动讨论并不代表自杀想法就消失了，只是患者不再主动和你表达了。如果患者的态度突然 180 度大转变，一副很开心的样子告诉你他要好好活下去，并且特别嘱咐让你放心时，你反而要小心，他很可能已经做好了自杀的决定。

自杀是可以治疗的

归根到底，抑郁症患者的自杀想法是源于他的痛苦和绝望，出现自杀想法意味着患者的痛苦和绝望已经令他难以忍受。针对抑郁症的治疗能够有效降低患者的自杀风险。当患者出现与自杀相关的言语或行为时，首要的就是看精神科医生。药物治疗能够迅速消除患者的抑郁症状，缓解痛苦感、无望感、无价值感，患者的自杀意愿也就随之降低。此外，电抽搐治疗对于严重抑郁、强烈自杀意愿的患者治疗效果特别突出，心理治疗师也能够与患者探讨他对自我、周围世界和未来的感受和看法，进一步帮助他增强活下去的意愿。

住院治疗是最佳选择。相比居家环境中存在的各种隐患，封闭式病房能够提供一个非常安全的环境：病房经过专门设计，例如窗子无法随便打开、无法到楼顶平台、病房门禁不能随意进出；禁止患者带入危险物品，例如刀具、玻璃制品等，甚至都不允许其穿系鞋带儿的鞋子；药品由护士专门发放，并严格监督服药，杜绝患者拒绝服药、藏药、攒药的可能性；医生护士 24 小时值班，随时观察患者的状态，重点患者的病房通常离护士站比较近，方便医护观察；如果患者晚上失眠可以根据情况临时加药助眠，这样患者不容易在夜深人静的时候考虑自杀；在患者有强烈自杀渴望，特别想要实施自杀行为时制止他，例如采取保护性约束、紧急镇静用药；万一患者实施自杀行为造成了严重的伤害，医生护士也能够及时救治。

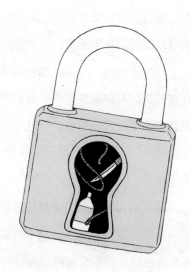

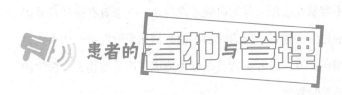

患者的看护与管理

对有自杀风险的患者的看护管理是特别需要引起你重视的一项工作。尽管自杀可以通过治疗来避免，但在患者出现自杀想法的时候他就有可能实施自杀行动，对他造成伤害甚至导致死亡。所以当你发现患者有自杀信号的时候就要打起精神，做好看护管理。当你发现患者有自杀想法时，首要的选择一定是带他去看医生，最好住院治疗。

识别自杀信号

每一个抑郁症患者都有可能出现自杀想法，识别自杀信号是看护管理抑郁症患者非常重要的第一步。以下列举的言语或者行为都代表患者存在自杀风险，需要引起你高度的重视。

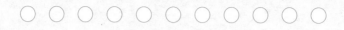

（1）言语中流露出没有希望感、没有价值感、没有意义感，例如"我的人生没有希望了""没人能帮得了我""我活得毫无价值""活着毫无意义""希望自己不存在，从来没有被生下来过"；

（2）主动与人讨论和自杀相关的话题，表达对自杀的赞同态度；

（3）表达对名人自杀行为的认同，把自杀浪漫化，如海子、海明威、张国荣等；

（4）直接公开表达自己想要自杀，"我不想活了""我想离开这个世界""我活不下去了""不如死了算了""没有我别人活得会更好""等活到 30 岁就会自杀""等父母去世了我就自杀""如果没成功我就自杀"；

（5）查找、谈论自杀的方法；

（6）制订了自杀计划；

（7）购买自杀计划中用到的物品，收集药品；

（8）到计划实施自杀的地方踩点，如到楼顶去观察；

（9）把对个人具有重要意义、有价值的物品送人；

（10）和家人、朋友突然告别；

（11）危险行为增加，如过马路看到车辆不避让、在楼顶平台徘徊、参与高危险性的活动等；

（12）写遗书；

（13）频繁的自伤行为，如用刀或利器割伤手腕、咬自己、用烟头烫自己；

（14）实施自杀行为。

　　并不是所有的抑郁症患者都会主动透露自杀信号。我们在工作中如果发现患者正处于痛苦之中，都会例行地问他一下有没有自杀想法。询问一个人是否想要结束自己的生命，有时候看起来很唐突，但却非常有必要。从我们的角度来看，一个在痛苦中煎熬的人出现自杀想法是非常正常的现象。通常我们会以这样的句子直接而明确地提问：大多数人在非常痛苦的时候都想过结束自己的生命，你有考虑过自杀吗？很多时候答案是肯定的，而且在我们问他之前他们大多数人从来没有跟任何人提过。因此对于一个抑郁症患者来说，即使他从来没有主动表达过，我们都要积极主动地去了解他是否有自杀想法。

与患者讨论自杀

和患者讨论自杀有两个好处:第一个好处是你有机会评估患者的自杀风险,只有在仔细与患者讨论之后,你才知道他真正自杀的可能性有多大,以及怎么做是恰当的;第二个好处就是你能够更好地理解患者,而你的理解能够缓解患者因为考虑自杀所带来的压力。

评估自杀风险

自杀想法的频率、持续时间

留意患者大概多久会出现一次自杀想法,一个月一两次,一周三四次,还是每天两三次。当自杀想法出现时,它会持续多长时间? 一闪而过,还是会持续几分钟、十几分钟、半小时、几个小时? 如果患者自杀想法出现的频率越高、持续时间越长,那么意味着他的自杀风险也越高。

自杀的准备与计划

患者了解哪些自杀方式? 打算选择什么方式自杀? 是否制订

详细的计划？具体的计划内容是什么？去踩点了吗？购买了相关的工具或物品吗？与家人朋友做了告别吗？写遗书了吗？曾经有过伤害自己的行为吗？患者的手臂上有伤痕吗？患者曾经自杀过吗？如果这些问题中肯定的回答越多，那么说明患者自杀的风险就越高。

想要死去的程度

0 分代表完全不想死去，10 分代表非常想死去。你可以让患者在 0 分到 10 分之间打一个分数来判断他想要死的程度，分数越高说明他自杀的风险越高。

想要活着的程度

0 分代表完全不想活着，10 分代表非常想活着。你可以让患者在 0 分到 10 分之间打一个分数来判断他想要活着的程度，分数越低说明他自杀的风险越高。需要注意的是患者想要死去的程度和想要活着程度不一定是相关的，也就是说患者既会非常想死去，同时也会非常想活着，两者并不矛盾。

理解患者的自杀想法

患者通常在什么时候、什么情况下会出现自杀想法

　　大多数患者在晚上失眠的时候更容易想到自杀，失眠是一件很痛苦和孤独的事情，特别是屋子里其他人都熟睡的时候，更会加重患者自杀的欲望。有时候患者在早上醒过来发现自己还活着，还要继续痛苦地挣扎，会感到更加的绝望，也会出现自杀想法。还有的患者是在发生特定的事件后更容易出现自杀想法，例如和家人吵架、考试失败等等。你可以询问患者在什么时间，发生了什么事情后会想到自杀。接下来你就知道可以针对性地采取预防

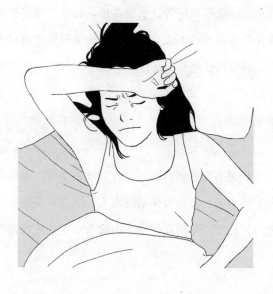

措施（比如使用药物帮助患者顺利入睡），或者引导患者规避出现自杀想法的情境（比如与人吵架）。

死去的理由

是感到活着没有意义，生活很无趣、很没劲，还是觉得自己没有未来，毫无希望？还是觉得实在是太痛苦了，无法忍受，想要逃离？还是觉得自己太蠢太笨，毫无价值，不配活着？还是觉得自己的存在给别人造成麻烦，自己是家人和社会的负担，自己死了对所有人更好？还是觉得环顾整个世界，没有人爱他、在乎他，感到孤独绝望？还是有个声音在催促他去死？还是其他的想法？留意他在想自杀时，他都想到了些什么内容。了解患者想要死去的理由，你能够理解为什么患者想要自杀。当然，患者死去的理由在你看来很可能不成立，但你要知道只要理由对患者来说是成立的，就足以让他去实施自杀。

活下来的理由

是什么让患者在想到自杀时没有立刻去实施？是怕自己死后没有人为父母养老？是因为舍不得家人、朋友？是因为还有梦想没有实现？是怕痛？是怕死的样子很难看？是怕死后被人议论或者上新闻? 了解患者活下来的理由，能够让你知道该怎么做，例如他是因为家人朋友而活下来的话，那么多和家人朋友见面增进关系就有助于预防他自杀。同时，你要知道一旦失去了这些活下来的理由，患者就很可能会实施自杀，例如患者多次自伤后不再怕痛的话，就会更容易自杀。

在和患者的讨论过程中，你不需要纠正患者"错误"的想法，改变（治疗）患者是医生、心理治疗师或心理咨询师的工作。你按照第四章介绍的方式倾听、理解患者就足够了。在讨论自杀之后你要做的就是根据你所获得的信息来针对性地采取措施，制订安全计划。我们再次强调一遍，当患者存在自杀风险时，首要的任务是去看精神科医生。

制订安全计划

制订安全计划的目的是保障患者生命安全，预防患者陷入自杀死亡的危险。在患者有着强烈自杀冲动的紧急时刻，采取安全计划中的措施有助于缓解患者的痛苦感和疏离感，从而帮助患者度过危险时刻。在住院的情况下，病房的医生和护士会采取专业措施以保障患者安全。在这里，我们主要介绍在居家环境下你和患者如何一起制订安全计划，这样你们就知道当患者脑海中翻涌着强烈的自杀想法时应当怎么做。

第一，移除或限制患者得到用于自杀或自伤的工具、方法

　　这是安全计划最重要的一步。你需要检查房子里任何可能会造成伤害的物品，刀具（菜刀、水果刀、铅笔刀、手术刀片、管制刀具等）、药物（抗生素、感冒药、降压药、抗抑郁药、安眠药等）、有毒物质（杀虫剂、老鼠药、农药、剧毒化学品等）、绳索、木炭、剪刀、玻璃等易碎锋利制品，等等。将这些物品收集起来，放在患者接触不到的地方（例如锁起来）或者丢掉。至于患者每天需要服用的药品，你可以只取出当天他需要服用的药量交给他，并监督他咽下去——在服用后检查口腔——避免他偷偷将药品藏起来等攒到足够的量时用于自杀。现在网购非常方便，即使你们检查了房子里的所有东西，患者可能还会偷偷地在网上购买，所以需要你定期地检查。有些自杀的工具是不方便移除或者无法移除的，比如患者打算用跳楼、投河、制造交通意外或者一氧化碳中毒等方式自杀，那么就需要你限制患者接触相关地点或者工具，不去有深水、大桥、高楼、高崖的地方，不让患者驾驶汽车（同时保管好车钥匙）。如果不得不到类似的地方，那就需要有人陪同，同时必须保持警惕，避免患者突然跳楼、跳河。现在有很多人是居住在高楼上，你需要检查一下房子的窗户，如果身体能够很轻易地从窗户探出去，那么最好封起来。除了你们居住的房子内部，你还要检查整栋楼的楼道窗子和楼顶平台。有

些住宅楼楼梯间的窗子开得比较大,很容易一不小心掉下去,很多楼顶平台也不会锁门,如果平台没有修建围墙很容易翻下去。

作为家属,你需要培养出随时观察周围环境是否安全的本能,保持警惕和敏感性。要知道患者在长期的痛苦挣扎中很可能已经想过几十种自杀的方法以求得解脱。一定不要轻视患者自杀的决心,我们在病房见过各种不可思议的自杀方法——精神科病房医生和护士对于危险物品检查得特别仔细,正是因为有很多血的教训。因此你要随时留意周围环境是否安全或者是否便于患者实施自杀。

要想移除所有的工具或者处于百分百安全的环境中是不太现实的,移除或限制自杀工具的主要意义在于避免患者在想要自杀时能够方便获取自杀工具,从而降低自杀行动的风险。移除或限制自杀工具需要你和患者共同的参与,这意味着你和患者都需要真诚、积极、努力地抵御致命的自杀工具,共同防范自杀。你必须坚决地做到这一步。有的患者不希望自己的刀子、药品等工具被拿走,甚至以更激烈的行为威胁你,你需要温和而坚决地提出必须移除或限制自杀工具。如果患者坚决不同意,你最好立刻送患者去住院治疗。

第二，定期检查患者皮肤

患者很可能会趁人不注意的时候实施自杀行动，这些行动很可能你从未发觉过，因此检查患者的皮肤是非常有必要的。有很多抑郁症患者会有不以自杀为目的的自伤行为，有的是为了惩罚自己，有的是因为身体上的疼痛能够缓解心理上的痛苦。自伤行为对一些患者非常有诱惑力，他们时时刻刻都渴望自伤。不以自杀为目的的自伤仍然具有不可忽视的危险性，患者在自伤时可能会因为失控或错误判断而导致自己死亡。另外，大部分人有自杀想法而无法实施，很重要的一个原因是怕痛。而自伤能够逐渐提升患者忍耐疼痛的能力，因此即使不以自杀为目的，频繁的自伤行为也会提升患者自杀死亡的风险。你需要定期检查患者的皮肤，注意有没有刀痕、咬痕、烫伤痕、淤青等伤痕。患者的伤痕一般是在左手手臂上，手腕处居多。你需要仔细地检查，有的患者也会避免被人看到而选择被衣服遮挡的位置。

当发现伤痕时，切忌批评指责患者。你应当耐心地了解自伤行为是什么时候发生的、当时发生了什么事情、患者的心情和内心感受是什么样的、自伤工具是什么等等，继续保持倾听、理解，肯定患者的感受，表达你对患者的理解。接下来移除自伤的工具，进一步完善你们的安全计划。

第三，杜绝危险行为

有的患者会因为各种原因（最常见的是家人）而放弃主动结束生命，但他们的痛苦仍然让他们渴望死亡，因此他们希望被动地结束自己的生命。他们会积极地参与具有危险性的项目（跳伞、无防护的攀岩等）或做出危险行为，比如超高速驾驶、过马路闯红灯、酗酒、过量吸烟、吸食毒品、在高楼边缘行走等等。他们无视自己行为的危险性，故意拒绝安全防护。患者很可能在这些行为中发生意外导致死亡。因此，你和患者应当共同合作，杜绝做出危险行为。有一些抑郁症患者会在心情苦闷的时候喝酒，需要注意的是酒精虽然具有去抑制作用，但患者很可能在酒精的作用下做出危险行为，因此患者最好戒酒。同时，酒精和药物也会相互作用，影响治疗效果，长期饮酒还会导致酒精性脑病。

第四，对自杀相关事件保持敏感

自杀事件能够引起人们的模仿，或者说自杀具有传染性。当患者得知有人自杀死亡时，能够激发他对自杀的渴望。家属应当对与自杀相关的事件保持敏感，包括名人自杀纪念日、自杀的新闻报道和患者所在的学校、单位、住处附近的自杀事件。如果自杀死亡的当事人是患者喜欢的偶像或名人，或者与患者处境相似，能够引发患者的共鸣，就要更加重视。自杀事件发生后，要特别留意患者的反应，主动询问患者对于自杀事件的看法。有时候患者会表达很羡慕自杀死亡的人，有时候患者会表达不关心、不在意。无论患者反应如何，你都需要持续观察并保持警惕。

以上第一到第四点安全计划是日常需要做到的，而当患者陷入自杀冲动即刻想要实施自杀行动时，则可以采取以下第五到第八点安全计划。下面的四点安全计划你可以在和患者讨论后制作一张卡片把具体的内容写下来，或者存在患者的手机里，这样在患者面临自杀时就不需要现场思考，可以直接按照安全计划一条一条地去做，避免一时想不到方法而实施自杀行动。

第五，能够分散患者注意力的事

你可以和患者一起讨论有哪些事情可以在他出现自杀想法时分散他的注意力，通过这些事情可以暂时让他从沉浸于自杀的冲动中脱离出来，从而避免自杀、自伤行为发生。在平时你可以鼓励患者去尝试做各种事情并观察效果，这样患者就会知道处于自杀危机时怎么做更有效。是否有效应当以患者的感受为准，有些事情你觉得有效但不一定对患者有用，而患者觉得有效的事情你也不应当因为你不喜欢而反对。当然，像饮酒、吸烟、进行危险性运动是不恰当的，因为这三类活动不仅无益于患者脱离危险，还会使患者的抑郁病情加重。我们特别提醒，那些列出来记在卡片上的事情一定要尝试去做，如果一项没用，就继续下一项，这是患者学习应对自身危机的过程。我们在这里列出来一些事情供你和患者参考：

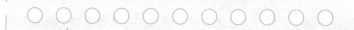

1. 打游戏；

2. 出门散步；

3. 看电影（或电视剧、娱乐综艺、体育节目等）；

4. 跑步（或其他运动）；

5. 吃美食；

6. 听音乐；

7. 打麻将、打扑克牌（切忌赌博）；

8. 看短视频；

9. 看手机（随便看什么）；

10. 读书刊、爽文小说。

第六，寻求他人的支持

在患者特别渴望自杀自伤的时刻，如果能够和他信任的人交流一下寻求支持，会让患者感觉好很多。患者希望交流的人不一定是你，你应该对此保持宽容，不应该表示不满——表示不满只会让患者更不愿意和你交流。患者联系的应该是他能够信任、愿意和他交流、能够给予他心理支持和安慰的一个人，患者觉得和他说几句话就能感觉舒服一些。这个人既可以是患者非常亲密的家人或朋友，也可以是素未谋面只是一起玩游戏的网友。患者可以告诉他自己有自杀的想法，也可以不告诉他。最重要的是患者和他见面或者联系能让患者感觉好一些。你可以帮助患者把他想要联系的人的地址或电话写在卡片上，这样当患者处于自杀危机之中时，他就知道可以联系他或者和他见面。当然，患者要避免联系那些能激怒他或者让他心情更糟糕的人。

第七，拨打心理援助热线

心理援助热线是由受过专业培训的人负责接听，患者在平时遇到苦恼、感觉特别痛苦或者有严重自杀危机时都可以拨打热线电话。这些热线电话都是免费服务，不会收取咨询费用的（只需要支付电话费）。患者可以优先拨打所在地区的热线，他们更熟悉你们当地的精神科医疗资源。当然其他地区的热线也可以拨打,这些热线大多数是面向全国的。患者可以抄几个热线电话在卡片上或者将所有的热线都存在手机上,这样在需要的时候就可以立刻拨打。表格中的心理热线由中国心理学会临床心理学注册工作委员会(注册系统)、中国心理学会临床与咨询心理学专业委员会联合发起的中国心理热线服务调查项目整理推荐,非常专业可靠。

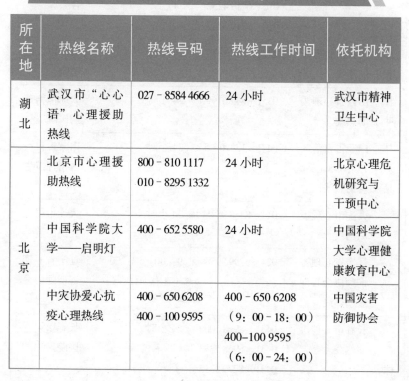

所在地	热线名称	热线号码	热线工作时间	依托机构
湖北	武汉市"心心语"心理援助热线	027 - 8584 4666	24 小时	武汉市精神卫生中心
北京	北京市心理援助热线	800 - 810 1117 010 - 8295 1332	24 小时	北京心理危机研究与干预中心
	中国科学院大学——启明灯	400 - 652 5580	24 小时	中国科学院大学心理健康教育中心
	中灾协爱心抗疫心理热线	400 - 650 6208 400 - 100 9595	400 - 650 6208 (9:00 - 18:00) 400 - 100 9595 (6:00 - 24:00)	中国灾害防御协会

全国专业的心理热线

续　表

所在地	热线名称	热线号码	热线工作时间	依托机构
北京	晨帆心理热线	010 - 8646 0770	9：00 - 20：00	北京妇联、北京晨帆心理咨询中心
	北京市民政局心理热线	010 - 6719 4115 010 - 6719 4116 010 - 6719 4257 010 - 6719 5427	10：00 - 22：00	北京市社会心理工作联合会
天津	天津市心理援助热线	022 - 8818 8858	24 小时	天津市安定医院
山西	山西省心理援助热线	0351 - 872 6199	24 小时	太原市精神病医院
内蒙古	内蒙古自治区12320-5心理援助热线	0471 - 12320 - 5	24 小时	内蒙古自治区精神卫生中心
辽宁	大连市心理援助热线	041 - 8468 9595	24 小时	大连市第七人民医院
	辽宁省心理咨询师协会心理援助热线	024 - 6799 9958	9：00 - 17：00（工作日）	辽宁省心理咨询师协会
吉林	长春市心理援助热线	0431 - 8968 5000 0431 - 8968 5333 0431 - 8270 8315 0431 - 12320 - 6	24 小时	长春市第六医院

续　表

所在地	热线名称	热线号码	热线工作时间	依托机构
黑龙江	哈尔滨市心理援助热线	0451 - 8248 0130	24 小时	哈尔滨市第一专科医院
江苏	陶老师热线	025 - 96111	24 小时	南京市教育局、南京晓庄学院
	江苏省心理危机干预热线、南京危机干预中心	025 - 8371 2977 025 - 12320–5	24 小时	南京脑科医院（江苏省精神卫生中心）
安徽	安徽省心理危机干预热线	0551 - 6366 6903	24 小时	安徽省卫建委、合肥市第四人民医院（安徽省精神卫生中心）
福建	福建省心理援助热线	0591 - 8566 6661	24 小时	福建省福州神经精神病防治院
	厦门市心理援助热线	0592 - 539 5159	24 小时	厦门市仙岳医院
	泉州市心理援助热线	0595 - 2755 0809 181 5952 6768	24 小时	泉州市第三医院

续　表

所在地	热线名称	热线号码	热线工作时间	依托机构
山东	潍坊医学院心理服务热线	0536 - 260 2333	9：00 - 17：00（工作日）	潍坊医学院心理学系潍坊医学院附属医院临床心理科
河南	河南省心理援助热线	0373 - 709 5888	24 小时	河南省精神卫生中心
河南	奇才心理援助热线	0371 - 8616 9595（白班）0371 - 2299 3442（晚班）	9：00 - 12：00 14：00 - 18：00（白班）19：00 - 23：00（晚班）	奇才心理（郑州雨露心理咨询有限公司）
河南	开封市心理援助热线	4001 - 096 096	24 小时	开封市第五人民医院
深圳	春风心理援助热线	4006 - 333 - 858	9：00 - 21：00	深圳市春风应激干预服务中心
广东	广州市心理危机干预热线	020 - 8189 9120	24 小时	广州医科大学附属脑科医院
广东	佛山市心理援助热线	0757 - 8266 7888	24 小时	佛山市第三人民医院

续　表

所在地	热线名称	热线号码	热线工作时间	依托机构
广东	汕头市 24 小时心理援助热线	0754 - 8727 1333	24 小时	汕头大学精神卫生中心
广西	南宁心理援助热线	0771 - 3290 001	8：00 - 22：00	南宁市第五人民医院
重庆	重庆市 12320 心理援助热线	023 - 12320 - 1	24 小时	重庆市精神卫生中心
四川	成都市心理援助热线	028 - 8757 7510 028 - 96008	24 小时	成都市第四人民医院
陕西	陕西省西安市心理援助热线	400 - 896 0960	10：00 - 24：00	西安市精神卫生中心
甘肃	兰州市心理援助热线	0931 - 463 8858	8：00 - 22：00	兰州市第三人民医院
	天水市心理援助热线	0938 - 822 1199 0931 - 12320 - 5 - 2	24 小时	天水市第三人民医院

资料来源：中国心理学会临床与咨询心理学专业机构和专业人员注册系统官方网站。

第八，及时就医

当患者频繁地出现自杀想法，自杀意图非常强烈时，应当及时到医院接受治疗。自杀想法可以作为一个人痛苦严重程度的标志，出现自杀想法意味着患者的痛苦极其严重且难以忍受，也意味着抑郁症病情加重。当患者有自杀风险时，你可以代替患者做出住院的决定。在面临生命危险而患者仍然拒绝住院的情况下，坚持尊重患者是不明智的。你需要常备当地医院就诊方法，紧急状况下可以送患者到急诊科，也可以拨打 120 救护车。你还可以拨打 110 报警求助。

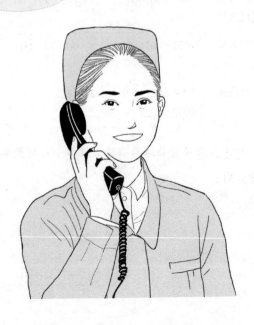

参考资料

［1］郝伟，陆林. 精神病学. 8版. 北京：人民卫生出版社，2020.

［2］唐宏宇，方贻儒. 精神病学. 北京：人民卫生出版社，2014.

［3］苏林雁. 儿童精神医学［M］. 长沙: 湖南科学技术出版社，2014.

［4］阿伦·贝克，布拉德·奥尔福德. 抑郁症［M］. 2版. 杨芳，等译. 北京：机械工业出版社，2019.

［5］David A. Jobes. 自杀风险的评估与管理：一种合作式的方法［M］. 李凌，刘新春，译. 北京：中国轻工业出版社，2020.

［6］Richard O'Connor. 走出抑郁——让药物和心理治疗更有效［M］. 2版. 张荣华，译. 北京：中国轻工业出版社，2020.

［7］中华人民共和国国家卫生健康委员会. 精神障碍诊疗规范（2020年版）. 北京：国家卫生健康委员会，2020.

［8］中华人民共和国国家卫生和计划生育委员会. 心理治

疗规范（2013 年版）. 北京：国家卫生和计划生育委员会，2013.

　　［9］中华人民共和国国家卫生健康委员会. 中国卫生健康统计年鉴 2020 卷. 北京：中国协和医科大学出版社，2020.

　　［10］邹涛，姚树桥. 抑郁认知易感性应激模式的研究：起源，发展和整合［J］. 心理科学进展，2006，14（5）：762-768.

　　［11］邱炳武，王极盛. 抑郁研究中的素质 - 压力理论述评［J］. 心理科学，2000（03）：106-107.

　　［12］王勇，方贻儒. 抑郁症神经生化机制的研究进展［J］. 上海交通大学学报（医学版），2007，27（004）：461-464.

　　［13］杨丽，陈欣，安莉. 意念 - 行为框架下的自杀三阶段理论［J］. 中国临床心理学杂志，2018，026（001）：94-99.

　　［14］Lu J, Xu X, Huang Y. Prevalence of depressive disorders and treatment in China: a cross-sectional epidemiological study［J］. Lancet Psychiatry. Published Online September 21, 2021. https://doi.org/10.1016/S2215-0366（21）00251-0.

　　［15］Huang Y, Wang Y U, Wang H, et al. Prevalence of mental disorders in China: a cross-sectional epidemiological study[J]. The Lancet Psychiatry, 2019, 6（3）: 211-224.

　　［16］第十一届全国人民代表大会常务委员会. 中华人民共和国精神卫生法［EB/OL］. （2012-10-26）［2021-10-9］. http://www.gov.cn/jrzg/2012-10/26/content_2252122.htm.

　　［17］中国心理学会临床与咨询心理学专业机构和专业人

员注册系统. 注册系统简介［EB/OL］.　［2021-10-9］.　http://
www.chinacpb.net/public/index.php/xwz/about/info/leixing/2.html.

　　［18］中国心理学会临床与咨询心理学专业机构和专业人员
注册系统. 更新｜这些专业可靠的中国心理热线仍在工作［EB/
OL］.（2020-07-13）［2021-10-9］.　http://www.chinacpb.net/
public/index.php/xwz/yuanzhu/info/id/310/leixing/65.html.

　　［19］世界卫生组织. 2019 年全球自杀状况［EB/OL］.
（2021-6-16）［2021-10-9］.　https://www.who.int/publications/i/
item/9789240026643.

　　（输入以上网址时，请最后不加点，再打开）

图书在版编目（CIP）数据

自疗还是治疗？——抑郁症就医、陪护指南 / 高猛，周春芬著.
-- 成都：成都时代出版社，2022. 1
（萤火虫心理健康科普丛书）
ISBN 978-7-5464-2941-0

Ⅰ. ①自… Ⅱ. ①高… ②周… Ⅲ. ①抑郁症－通俗读物
Ⅳ. ① R749.4-49

中国版本图书馆 CIP 数据核字（2021）第 231437 号

自疗还是治疗？——抑郁症就医、陪护指南
ZILIAO HAISHI ZHILIAO YIYUZHENG JIUYI PEIHU ZHINAN

高猛　周春芬　著

出 品 人	达　海
总 策 划	邱昌建　李若锋
责任编辑	张　旭
责任校对	周　慧
装帧设计	成都九天众和
内文插画	陈　都
责任印制	车　夫

出版发行	成都时代出版社
电　　话	（028）86742352（编辑部）
	（028）86615250（发行部）
网　　址	www.chengdusd.com
印　　刷	四川华龙印务有限公司
规　　格	145mm×210mm
印　　张	8.5
字　　数	180 千
版　　次	2022 年 1 月第 1 版
印　　次	2022 年 1 月第 1 次
书　　号	ISBN 978-7-5464-2941-0
定　　价	45.00 元